实用临床护理情景
模拟案例解析

主编
张玲娟　刘燕敏　席惠君
主审
陶　红

上海科学技术出版社

图书在版编目(CIP)数据

实用临床护理情景模拟案例解析 / 张玲娟,刘燕敏,
席惠君主编. —上海:上海科学技术出版社,2018.1(2022.7重印)
ISBN 978 - 7 - 5478 - 3720 - 7

Ⅰ.①实… Ⅱ.①张…②刘…③席… Ⅲ.①护理学-教材
Ⅳ.①R47

中国版本图书馆 CIP 数据核字(2017)第 239754 号

实用临床护理情景模拟案例解析
主编　张玲娟　刘燕敏　席惠君
主审　陶　红

上海世纪出版(集团)有限公司
上海 科 学 技 术 出 版 社　出版、发行
(上海市闵行区号景路 159 弄 A 座 9F-10F)
邮政编码 201101　www.sstp.cn
当纳利(上海)信息技术有限公司印刷

开本 889×1194　1/32　印张 7.5
字数:200 千
2018 年 1 月第 1 版　2022 年 7 月第 4 次印刷
ISBN 978 - 7 - 5478 - 3720 - 7/R · 1457
定价:58.00 元

本书如有缺页、错装或坏损等严重质量问题,请向工厂联系调换

内容提要

本书以文字、图片与视频资料相结合的方式,通过对内外科、急诊科、重症监护治疗病房以及各专科的典型护理情景,如下肢深静脉血栓的预防和护理、心搏骤停的判断与心肺复苏、手术患者转运交接与安全管理等进行模拟和再现,生动地呈现各种临床护理情境的护理处理方式和流程、规范等。同时链接当前最新相关指南,拓展读者知识面,力求将复杂单调的理论知识用简单生动的方式表现出来。读者可边看视频,边结合具体情景案例思考分析,还可通过回放视频,加深对要点的掌握,寓学于乐,提高临床评判性思维能力和护患沟通能力。

本书既可以作为临床护士以及护理院校学生学习临床实践技能的培训教材,也可为护理院校开展临床情景模拟教学提供参考和借鉴。

作者名单

主编
张玲娟　刘燕敏　席惠君

副主编
陆小英　韩文军　刘　静　陈文瑶

编者
（按姓氏笔画排序）

丁瑞芳	马高尉	王金萍	王树欣	石佳颖	冯　苹
刘　玲	刘　静	刘燕敏	汤春涛	李　婷	李冬梅
李海燕	杨　昭	邱　群	余　婷	沈峰平	张　迪
张　颖	张丽君	张玲娟	陆小英	陈文瑶	陈婵媛
金小芳	周茹珍	周雅梅	周蓉珏	孟宪丽	赵金晶
胡　敏	施玲丽	顾赛男	倪逸倩	翁艳秋	郭先娟
席惠君	黄菲菲	曹　洁	曹爱芳	龚　熙	盛　夏
彭　琳	韩文军	程　欣	傅利勤	蔡　英	

主审
陶　红

序

临床护理是一门集技术、艺术、科学和关爱为一体的多元化学科。在医疗护理技术高速发展的今天，患者住院时间逐步缩短、疑难重症患者救治率不断提升，这对临床护士的业务能力、应对能力以及综合素质提出了巨大的挑战。因此，加强对临床护理人员的培养、培训，特别是提升低年资护士的评判性思维以及解决处理问题的能力显得尤为重要。

临床护理情景模拟聚焦高仿真的临床护理实践，通过既定场景的设置、团队合作角色的分配、多轮模拟训练的彩排，来综合锻炼不同年资护士的专业能力，在协作中提升他们的病情观察能力以及应对与处置能力。上海长海医院护理团队在张玲娟主任的带领下，领衔编纂了这部《实用临床情景模拟案例解析》，该书精心遴选了内科、外科、妇产科、儿科、急诊急救等各专科多种突发或紧急情形，从案例相关知识点、案例内容介绍、延伸知识解析、考核要点四个方面，系统深入地剖析案例，引导临床护士从情景模拟中学习和领悟真实、正确的处置方式，并与医护理论知识、医院规章制度、医护常规等有机地契合，以全面提升护士的综合素养。该书还独具特色地配套出版了各情景模拟案例的演练视频，使读者能够更加直观地领会案例分析的精髓。

相信这本贴近临床护理实际工作、跟进护理教学新发展的读物，不仅会成为广大临床护理工作者和护理专业学生的良师益友，而且也将为护理管理者和护理教育者开展仿真实践培训提供蓝本，它也必将对提升我国临床护理教学水平做出积极重要的贡献！

2017 年 9 月

前　言

　　伴随着护理事业蓬勃发展的脚步,《实用临床护理情景模拟案例解析》在上海长海医院酝酿已久,今如期付梓,深感欣喜。护理情景模拟作为一种有效提高护士临床工作能力的方法而受到广泛关注,其在发达国家开展较早,美国佛罗里达医院投入了大量的人力、物力、财力,设置多个专用的情景模拟练习室,雇佣标准化患者,使用智能模拟人或模型,编写详细的脚本,每天开展不同的内容,培训新入职护士。新入职护士必须完成所有指定的情景模拟项目后方可上岗。我国于1997年引入情景模拟培训,2006年后逐步发展。我院开展临床护理情景模拟培训以来,先后派多名护士长、护理骨干赴美国、加拿大、新加坡等医院学习先进的理念,从最初将单个案例应用于一个科室,积累到现在有几十个案例可供全院护士学习和培训,逐步形成标准与规范。此种方法因接近于真实的临床情景,让培训者参与其中,从而获取知识、提高临床处理能力、增进情感体验,因此深受临床护士的喜爱,可谓"寓情于景、寓教于乐"。

　　本书选取十六个临床常见案例,涵盖了内、外、妇、儿等专业,紧紧围绕患者安全目标,体现护理专业内涵,从案例相关知识、案例内容介绍、延伸知识解析、考核要点四个方面进行阐述,具有一定的代表性和指导性。其中前八个案例附有视频,可扫描二维码进行观看。

　　当然,情景模拟案例也有一定的局限性,需要"以不变应万变",临床工作中不断变化的是患者和病情,不可随意改变的是护理制度与标准流程。需要特别强调的是,每一次情景模拟,都需要与患者进行沟通、评估病情、正确处置、观察效果、记录文书等步骤,这些都是临床工作中必不可少的环节。

　　情景模拟广泛应用于临床护理教学实践中,不仅适用于实习护士,而且也适用于护理硕士专业学位的研究生,以及低年资护士的培训。国家卫生和计划生育委员会正在推进新护士规范化培训工作,希望本教材能起到良好的示范参考作用。

本教材编委阵容强大,均是上海长海医院具有丰富临床经验且学历层次高的护理管理者。本书从总体设计、文字撰写、视频拍摄、专家访谈、修改定稿,历时2年。为保证内容有较强的实用性、科学性、创新性,编写过程中大量查阅文献、收集高清图片,并反复推敲论证,每一步都倾注了编委会成员的大量心血,也得到了各级领导和护理界同仁的大力支持,体现了上海长海医院的护理精神与文化品牌。在此,对所有人员表示诚挚的感谢! 同时也特别感谢拍摄视频的新影文化发展有限公司和上海科学技术出版社。

由于写作水平和经验所限,本书如有不足之处,敬请读者批评指正! "日就月将,学有缉熙于光明",相信经过不断的努力和探索,我们护理人的未来一定无比精彩。

张晓娟

2017 年 8 月

目　录

绪　论 / 1

案例一　跌倒的预防与应急处置 / 14

案例二　下肢深静脉血栓的预防与护理 / 22

案例三　急性呼吸道梗阻的紧急救治 / 32

案例四　心搏骤停的判断与心肺复苏 / 44

案例五　手术患者转运交接与安全管理 / 55

案例六　术后出血的观察与护理 / 71

案例七　发生药物过敏反应的观察与护理 / 84

案例八　癌痛的评估与规范化护理 / 94

案例九　气道非计划拔管的预防与护理 / 114

案例十　术后发热的观察与护理 / 122

案例十一　肠造口黏膜缺血坏死的观察与护理 / 130

案例十二　PACU 内气道紧急事件的识别与护理实践 / 146

案例十三　SICU 患者术后镇静镇痛护理实践 / 162

案例十四　急性缺血性卒中溶栓及介入治疗的护理实践 / 177

案例十五　产科新生儿交接核查安全护理实践 / 192

案例十六　临床护士微笑服务与沟通实践 / 209

护理学科专业化发展以及临床护理模式的转变,护士在变革的医疗卫生体系中的作用凸显。培养具有较高专业技术水平和专科内涵的高级实践护理队伍,为患者提供安全及合乎伦理准则的护理服务,是推动护理学科发展、提升护理质量、保障护理安全的内在动力。

国外早在 19 世纪 80 年代就展开了高级护理实践,现已形成成熟的高级实践护理队伍资格认证管理体系。我国高级护理实践发展起步较晚,20 世纪 80 年代末才开始呼吁强调护理专业化发展,培养专科护士。近年来,我国越来越重视专科护理队伍建设,《全国护理事业发展规划(2016—2020)》明确指出,发展专科护士队伍,加大专科护士培训力度,不断提高专科护理水平。

专科护士应具备直接的临床护理能力、指导教育能力、咨询能力、循证实践能力、领导力、团队协作能力、伦理决策能力等核心能力,才能为患者提供专业而安全的护理服务。而核心能力的提升离不开专业的培训,临床护理情景模拟以其高度仿真的临床实践场景,不对患者生命安全构成威胁的环境,锻炼护士在特定临床情景下的反应和处置能力而受到国内外护理界的广泛关注,对提高护士临床应急处置能力、专科实践能力,提升护理专业内涵具有重要意义。

一、护理情景模拟概述

(一)情景模拟概念及内涵

情景模拟法(scenario simulation)是美国心理学家茨霍恩等人首先提出的,它是一种行为测试手段,是指根据对象可能担任的职务,编制一套与该职务实际情况相似的测试项目,将被测试者安排在模拟的工作情境中处理可能出现的各种问题,用多种方法来测评其心理素质及潜在能力的一种方法。在教学中,它是指根据特定的教学大纲和教学内容,设置相关的情景，以直观、形象、生动的方式，让学生融入特定的情景中去，加深学生对理论知识的理解和对操作技能的感性认知，设身处地地思考问题、解决问题，从而达到提高教学质量的目的。从护理专业的角度看，情景模拟是根据理论知识创设接近于真实的临床情景，对事件或事物发生与发展的环境、过程进行模拟或虚拟再现，让培训者参与其中，从而获取知识、提高临床处置能力、增进情感体验的一种培训方法。

情景模拟由五大要素组成，分别是模拟主体、模拟指导、模拟对象、模拟活动及模拟效果。其中，参与者为模拟主体，模拟对象为逼真的临床护理情景，模拟活动后要对模拟的效果进行反思、总结、评价。国际护士协会临床模拟学习小组（The International Nursing Association for Clinical Simulation and Learning, INACSL）指出，参与模拟者应有清晰明确的目标，为技能的获得提供动力。

情景模拟具有仿真性、参与性、互动性、灵活性、创新性、实践性、针对性和趣味性等特点，强调情景和模拟，突出操作性和实效性，是任务驱动模式。情景模拟通常以案例为基础，以问题为中心，以解决问题和表达、交流观点为主线，以参与者为主体，提前将情景案例发放于参与者，按照"形象—情感—意境"展开，以"情"为中介，通过"探究—乐趣—产生动机"的过程，将认知与情感、抽象思维与形象思维、教与学等整合在一起，促进参与者主体角色的形成，并成为其积极主动投入学习的内在动力，极大地激发了参与者学习的主动性，可促进其自我学习、自我发展、主动创新，有利于提高其实践能力、领悟能力、组织能力、团队合作能力、评判性思维能力等综合能力，从而提高其岗位胜任力。

（二）情景模拟产生背景及发展历史

随着医学科技的发展、人口老龄化的加剧以及患者对安全优质医疗护理服务需求的日益增加，护理执业环境也随着发生变化。新手护士如何迅速成长起来，胜任临床护理岗位工作，如何提高临床护理培训成效等诸多问题随之产生。情景模拟作为一种有效提高临床胜任力的方法而受到广泛关注。

情景教学最早应用于语言教学中，由英国著名的语言教育学家Palmer 和 Hornby 于 20 世纪 30～60 年代提出，并盛行于英国，前期被称为口语法，20 世纪 50 年代后被改称为情景法。模拟在许多学科和专业包括航空以及核能的教育和人事评估中的应用具有悠久的历史。情景模拟在护理领域的应用可以追溯到 20 世纪 50 年代,采用情景模拟人体模型以及仿真设备进行护理教学和培训。1968 年 Barrows 首次报道了模拟患者技术的运用,1971 年他在《模拟病人》一书中阐述了模拟患者标准化及仿真性是实施模拟教学设计时必须遵循的两个基本原则。20 世纪 80 年代电脑的普及以及软件的创新,推动了现代交互式模拟器的发展。20 世纪 90 年代后期,情景模拟开始运用于急诊医学、重症医学科、外科、创伤科以及儿科等医学领域。在过去的 10 年里,医疗卫生保健机构尤其重视提高患者安全,美国医学研究所强调加强医务人员之间的合作,并且建议医疗卫生机构将多学科合作视为一项核心胜任力,开展联合采用模拟方法的团队合作培训项目,并将其作为患者安全项目的一部分。

情景法于 20 世纪 70 年代引入我国,20 世纪 90 年代开始运用于医学临床教学。1995 年,李吉林在我国首先定义了"情境教学"的概念,并应用于语文教学中;1997 年,宁夏护校在基础护理教学中应用了模拟患者,明显地提高了学生的爱伤观念和技能操作水平。此后,情景模拟教学及培训在护理领域中逐步开展起来。目前,《基础护理学》《内科护理学》《外科护理学》等护理科目均采用模拟教学来提高课堂的趣味性以及护理临床实践技能。在中国期刊文献数据库中检索到有关护理情景模拟的文献最早发表于 1997 年;2006 年以前,护理情景模拟在我国处于萌芽期,文献数量较少;2006 年之后,护理情景模拟在我国处于发展期,文献数量增长迅速,且作者单位涉及面广,说明护理情景模拟已在我国广泛开展应用。

(三) 情景模拟相关理论基础

《荀子·修身》有云:"不闻不若闻之,闻之不若见之,见之不若知之,知之不若行之。"知之明也,因知进行,强调了知对于行的指导作用,即不仅强调了实践的重要性,也强调了理论对于实践的指导作用。目前,国内外学者总结了 7 种情景模拟相关理论。

1. 建构主义学习理论(constructivism learning theory):建构主义学习理论强调对知识的主动探索、主动发现和对所学知识意义的主动建构。该理论提倡情景式教学,主张以解决实际问题为目标,在与实际情景相似的情境中学习,从中探索问题的解决方法,该理论使我们意识到情景在教育和培训中的作用,即以参与者为主体,通过某具体实践场景来整合知识和获得自身发展。

2. 成人学习理论(adult-learning theory):该理论强调终身学习,以目标和相关性为导向进行学习。

3. 经验学习理论(experiential learning theory):该理论学习是通过经验的转换从而创造知识的过程。该理论指出,积极参与有助于培养体验式学习能力、解决问题的能力以及临床知识应用能力,强调在情境中去体验,理解知识技能的内涵,全面认识如何在实际中去运用它们。精心设计的模拟项目可带来积极的学习体验,可以让学习者将新的理论知识和技能直接应用于临床实践环境中。情景模拟后的反思总结通过反馈来加强知识的转化,有助于学习者将知识和技能整合到新的临床情景中。教育者也可以通过在特定的环境中模拟创造常见和罕见的临床情景,来实现目标而不伤害患者。

4. 基于脑的学习理论(brain-based learning theory):该理论强调要重视脑的复杂性和适应性,努力营造与自然生存条件相似的学习环境,通过设计情景来完成对经验的无意识加工,达到效率最大化。

5. 社会认知学习理论(social-cognitive learning theory):社会认知学习理论认为,学习不应局限于课堂教育,还应注重其真实体验。针对一些操作性和技术性知识,可开发实践课程,在真实环境场景中进行。该理论启示我们,创造有利于体验学习的环境,可以帮助参与者深化所获取的知识。

6. 从新手到专家理论(novice-to-expert theory):该理论主要强调如何从一名很少有情景知觉或自己判断的新手成长为能很好把握情景的某一领域的专家,特别强调学习的环境。

7. 情境学习理论(situated learning theory):该理论强调学习的核心是参与真实的实践,对于"具有真实性的实践活动"的诠释是在模拟的真实情境中去完成需要解决的各种事项和活动,在情境中,学习者以一种积极主动的态度去参与,以一种独立的思维方式去思考,以个人的视角去理解和完成所安排的任务。因此,情境的设计应该紧紧围绕现实的生活,通过在情境中的体验,实现与情境的真实互动,在互动过程中,思考所学的知识和技能,最终完成情境中所安排的任务。所以,所构建的情境必须以现实的真实场景为基础,只有这样,才能够有效地提高实践能力。

以上理论均强调了情景在学习和培训中的重要性,不仅可为护理院校教师开展情景模拟教学提供指导,也可用于指导临床护士培训,不断提高其岗位胜任力和临床综合实践能力。

二、情景模拟在临床护理培训中的意义

临床护理培训中开展情景模拟实践,对患者、护士自身、医生以及医院的整体发展均具有积极的促进和发展作用。

(一) 保障患者安全,降低护理风险

患者安全是医院管理的生命线,一直以来,临床护理风险不良事件时有发生。临床日趋复杂的医疗环境和日益紧张的医患关系对保障患者安全提出了新的挑战。中国医院协会患者安全目标(2017 版)指出,要强化手术安全核查、确保用药安全、防范与减少意外伤害以及加强医务人员有效沟通等。护士作为确保患者安全的一道重要屏障,加强其安全风险防范意识对保障患者生命安全至关重要。通过开展临床情景模拟培训,设置临床常见及罕见的相关护理风险场景,培训护士对临床护理风险及潜在风险的识别、准确判断以及及时处置能力,可强化临床护士护理风险管理意识,防微杜渐,保障医疗护理环境的安全。

(二) 提高护士岗位胜任力,提升护士专业能力

护士岗位胜任力是指个体为正确有效完成护理任务所需具备一系列知识、技能、行为和特质。情景模拟作为连接理论知识和临床实践的桥梁,临床护理培训中开展情景模拟培训,通过创设真实的临床场景,锻炼护士在该特定场景下护理处置,不仅可以提升护士岗位胜任力、自身专业技术水平,还可提高其应变能力、组织协调能力、执行贯彻能力以及评判性思维能力。情景模拟中“模拟—评价—反思”这样一个循环反复的过程,能够促使护士对自身的实践能力不断进行改善,能够从错误的行为中吸取经验,总结自身实践能力仍不足的地方,探寻正确的解决问题的方法。

(三) 促进和谐医护关系,增强团队凝聚力

患者的医疗照护不仅依靠医生或者护士,而需要多学科医护团队合作。临床理论知识扎实、实践技能娴熟的护士是医生的得力助手。而成长为一名可独当一面、精准配合医生的护士需要不断的临床实践与培训。而情景模拟培训可提升医生对医护配合满意度、提高临床工作效率以及

团队凝聚力，是一种较好的培训临床护士配合能力和协调能力的方法。

三、情景模拟在临床护理培训中应用现状

近年来，情景模拟作为一种有效的学习方式，在国内外护理教育和临床护理培训中已被广泛应用于临床教学、课堂教学及课程设计等各个领域中，实践证实它可以活跃气氛，培养参与者发现、分析、解决实际问题的能力及综合应用知识的能力，而且可以拉近理论与临床实践的距离，增强自主学习的意识与能力。

（一）国外临床护理情景模拟应用现状

医学界的护理教育正在逐步尝试运用情景模拟教学法，国内外护理教育研究者相继开发了护理学模拟教育课程体系（Program for Nursing Curriculum Integration，PNCI）及《临床情景模拟教程》《护理技能综合实训教材》等一系列教程，为情景模拟教学的开展与实施提供参考。据统计，截至 2010 年，美国采用情景模拟教学的护理学院已达 87%。

模拟在不同临床场景中的应用也日趋广泛。美国医学研究所关于护理工作环境研究报告推荐模拟作为护士不断获取知识和技能的方法；护理的未来发展报告中，也将模拟视作一种跨专业教育的策略。模拟培训在儿科、产科、心胸外科、社区医院等科室和机构中被广泛应用于护士培训，并取得良好的效果。诸多研究表明，对儿科护士开展情景模拟培训，有助于其迅速识别危重患儿病情变化，准确采取得当的护理措施；对社区医院的医护人员开展情景模拟培训，可有效提高医护团队协作能力，降低不良事件发生率；对产科护士开展情景模拟培训，可降低不良事件发生率，塑造安全的文化氛围；对内外科护士采用高仿真模拟培训，可有效提高其识别和正确应对临床急症的能力；对急诊护士开展情景模拟培训，可提高其预检分诊能力。

美国波士顿曼彻斯特综合医院十分重视对临床护士及多学科团队的模拟项目，该院目前有 7 个情景模拟培训项目，其中 5 项针对不同能力层次和专业技术水平的护士，包括新护士以及不同工作环境的护士。每一个项目均包含多个情景，如心搏骤停、哮喘、产后出血、急性精神变化等，以此来提升护士的专业技术水平和应急处理能力。一些医院将模拟视为急救护理培训必不可少的部分。乔治城大学医院每新开设一个心脏外科病房，就会开发聚焦于突发、频发场景的模拟项目。在加拿大，模拟是其

急救护理在线学习项目的主要方法之一,其他两大方法还包括网络课程以及临床带教实践,本项目参与者需完成 39 小时的高仿真模拟培训,由小情景案例逐步过渡到大情景案例,大情景案例包括:心源性休克、急性呼吸阻塞综合征、腹主动脉瘤、感染性休克。情景模拟持续 20～25 分钟不等,随后有 30 分钟总结反思,采用培训前后知识水平测试来检测模拟培训的效果,参与者一致认为模拟培训可提高其自信心、临床参与度以及主动学习意识。

当前,许多国家的医疗卫生机构都十分重视急性脑卒中护理。在英国,有些医院采用模拟方法提升超急性卒中单元患者管理水平,模拟的情景包括栓塞后、颅内压升高、癫痫以及进行性高血压等,反思总结环节着重评估软技能如团队合作等,前测、后测问卷表明参与者的领导力及沟通交流能力均有一定程度的提高,能更好地处理超急性卒中患者可能出现的各种情况。另一所大型三级医疗机构针对卒中护士的模拟项目中,将高仿真模拟与卒中护士临床培训相结合,护士选择性地参与 3 项她们认为对护理卒中患者最重要的情景模拟,来提高卒中临床护理胜任力。

产科也是模拟应用较多的科室,模拟多关注产科急症处置时的团队协作。此外,在新生儿以及儿童护理培训中也较多运用模拟。在新生儿重症监护病房,常采用情景模拟对新入职护士进行岗前培训,所设计的场景均为常见新生儿诊断:感染、癫痫、呼吸阻塞综合征等。参与者在每个场景中扮演不同的角色,这样可以让他们尽快熟悉和了解团队中不同角色的岗位职责和任务。在加利福尼亚露西派克儿童医院,模拟是该院医务人员年度考核的一部分,该院模拟更强调沟通交流,特别是与患儿家属的沟通,在模拟中还会邀请患儿父母参与其中。

已有研究证实,模拟对于新手护士成长为一名适任护士具有积极的指导作用。苏格兰内维尔医院联合邓迪大学,开设了一项模拟病房项目,以提高新手护士胜任力,4 名护士参与到 8 个模拟病房中进行培训,每四周进行反思总结,另外,该项目参与者还需要写反思和评判性思维日志。模拟结束后组织焦点小组反思总结,参与者一致认为经过模拟培训,其自信心增强了,管理技能以及急症患者处置能力得到了提高。

有关情景模拟的另一个研究热点是患者病情恶化衰竭的急救,主要关注护士的急救管理能力。在参与此种情景模拟前,需先完成知识测评问卷,然后参与到 7～8 分钟的高仿真模拟或角色扮演模拟场景中,模拟全程录像和评分,在反思总结环节,参与者会得到指导专家针对性反馈。该类项目适用于护理本科生、研究生以及临床注册护士。

总之,目前护理情景模拟培训呈现欣欣向荣态势,多种模拟培训方法整合入临床护士的实践培训中,既关注通过模拟培训对患者结局的影响,也强调模拟培训对临床护士胜任力和团队合作能力以及评判性思维能力的影响。

(二)国内临床护理情景模拟应用现状

情景模拟在我国护理院校教育以及医院的临床教学与培训中均得到广泛的推广与应用。情景模拟已渗入很多护理院校,包括高职高专、普通及重点院校的理论教学阶段,作为加强理论与实践衔接的关键环节,用于提高学生的临床实践能力,近 40 门护理专业课程均采用情景模拟进行教学。

目前临床上新入职护士以及低年资护士经验不足,面对病情变化或特殊病例护理时常出现惊慌失措,因此,需要专业、规范化的临床培训,提高护士解决问题、危重症处置以及临床实践能力,以满足临床护理工作需求。情景模拟作为一种目前临床培训的常见方法之一,被广泛应用于内、外、妇、儿、手术室、重症监护室等科室护士培训以及临床常见危急情况处理等,主要训练护士病情观察判断能力、应对能力、与其他医务工作者协作能力、与患者及家属有效沟通能力等,凸显了其独特优势。

在规范仪容仪表方面,新护士上岗前采用情景模拟进行仪容仪表培训,包括个人形象、肢体语言动作、礼貌用语、标准操作等,有助于提高其综合素质。

在急危重症抢救方面,低年资护士急救情景模拟演练不仅可提高护士急救操作技能,还可提升其分析问题、解决问题能力以及急救意识和自我保护意识。例如,在输液不良反应紧急处置中,通过设计模拟输液反应过程以及家属反应,可有效提高护士的处置能力和有效沟通能力,还可明显提升医生对护士的配合处置满意度。

在护患沟通交流方面,通过情景模拟演练培训,选择临床常见的、易发生矛盾和纠纷的环节如新患者接待、术前沟通、术后康复护理指导、出院前健康宣教等,设计具体逼真的场景,让护士扮演护士、患者、家属等不同的角色,体验各角色内心活动,学会换位思考,从中获取沟通技巧,提高自身沟通能力。此外,还可通过情景模拟设置逼真的工作场景,让护士按一定的要求完成护患沟通的任务,当沟通情况不理想时,可退回至上一环节,改变沟通方法,反复模拟,直至达到满意沟通效果。

在专科护理方面,根据各专科特点,设置本专科常见的临床场景,有利于提高护士的专科护理能力。也有临床护理人员将情景模拟与护理查房相结合,设计某个具体临床情景,由护士扮演患者、家属、医生、护士等不同角色,并针对本具体案例提出问题和思考。该种形式要求参与者在参与前认真学习案例、查阅相关知识和本领域最新进展,根据自己的角色提出相应的问题和思考,在此过程中,传递新知识、新技术和新理念。

在护士长及护理骨干人才储备培训中,根据低年资护士长管理能力的薄弱环节,采用情景模拟法设置常见临床管理情景,培训低年资护士长护理骨干人才沟通、协调、处理、指挥能力,可达到良好的培训效果。

此外,不少院校采用临床情景模拟结合标准化患者考核护士及护生的临床实践技能,既可形象生动,增加考核的趣味性,也可有效增强护士及护生的解决临床实际问题的能力。

四、临床护理情景模拟培训组织实施

(一)临床护理情景模拟培训前准备

实施情景模拟培训前,首先要明确培训的目标以及为实现该模拟培训目标应做的准备事项。

1. 模拟环境准备:为达到场景最真实化,模拟时需要比较敞亮的模拟病房,病房环境布置最好与本机构临床病房设置一致,营造出高度仿真的模拟病房单元。

2. 基本仪器设备准备:配置本情景模拟中需要使用的各种仪器设备,如输液器、心电图机、负压吸引装置、录音录像设备等,便于展示参与者真实的结局问题的过程和采取的措施,便于模拟后反馈总结。

3. 人员准备:情景模拟培训需要团队协作,共同克服可能出现的突发状况。人员准备包括参与模拟培训的人员角色分配适宜,指导者以及志愿者就位。

4. 具体情景准备:设计的情景应符合以下要求:①真实性:对于挑选的模拟情景要尽可能地贴近临床实际情况,使参与者得到与临床真实情景基本无差异的体验。②相关性:构建的情景要紧紧地围绕培训内容展开,根据培训内容在情景中做出具体要求。③启发性:要鼓励和引导参与者进行思考和探索,并对其做出及时有效的评价。④具体性:所设定的情景应该是临床中的一件具体的事件或是一系列的事件,而不仅仅是所假设的一个问题。⑤针对性:设计的情景需要是临床上有针对性的、实用的,或一些较为抽象、难以理解的部分。⑥可操作性:所模拟的情景必须能够使参与者迅速进行训练,场景中必须要提供必要的器材道具等。

(二)临床护理情景模拟培训实施

情景模拟培训开始后,根据情景的设置,不同角色参训人员迅速就位,模拟护士根据情景设置以及模拟患者的主诉及病情变化,进行病情观察与评估及采取相应的护理措施。整个模拟过程需排除外界干扰因素,连续进行。录像机应在正式模拟开始后进行全程录像。

(三)临床护理情景模拟培训效果评价

模拟结束后召开焦点小组总结反馈会,参与者可首先自我评价自己在本次情景模拟培训中的表现;其次,可通过第三方志愿者来评价每个参与角色的具体表现;最后,指导者可通过录像回放的方式针对具体角色的具体行为——点评,并进行知识点拓展。最后可通过问卷调查或考核的方式考核参与者对知识技能的具体掌握情况。

五、临床护理情景模拟面临挑战与展望

临床护理情景模拟作为一种有效的培训手段,得到国内外临床护理工作者的青睐,其在提高护士专业实践技能、护患沟通能力、岗位胜任力、评判性思维能力、健康教育效果以及患者满意度方面效果突出。严格质量控制的、标准化护理情景模拟可作为全国各医疗机构开展护理情景模拟的范本,得到进一步推广和应用。

(一)根据护士年资和能级展开分层培训

当前,临床护理情景模拟已得到较为广泛的应用,但由于不同年资以及能级的临床护士的教育背景、学习能力和学习需求不同,其临床护理情景培训的培训目标和整体设计也不同。临床可根据护士的能力及特点、临床实际需求、专业领域等开展临床护理情景模拟分层培训,满足不同层次护士培训需求。

(二)开展跨学科合作临床情景模拟培训

随着学科领域的交叉以及当前团队合作的医疗护理模式的盛行,单一对护理人员开展情景模拟培训已不能满足当前的医疗护理需求,开展

跨学科临床情景模拟培训是未来情景模拟的发展方向。可借鉴美国、新加坡等国家临床情景模拟方式，纳入医师、药剂师等，开展医技护合作培训，更有利于明确各岗位角色和职责，更能锻炼相互之间的协调配合能力。

(三) 建立和推广临床情景模拟案例库

当前我国临床开展护理情景模拟培训，多是各医疗机构各自开展，设计的场景、模拟的水平和质量不一，不利于机构间分享借鉴。可考虑构建临床护理情景模拟典型案例库，树立行业标杆，促进不同医疗机构间的学习。

（张玲娟　翁艳秋）

- - - - 参考文献 - - - -

［1］ Onda EL. Situated cognition: Its relationship to simulation in nursing education [J]. Clin Sim Nurs, 2012, 8(7): 273—280.

［2］ 蓝晓芸. 教师模拟教学方法使用不当的归因研究[D]. 成都: 四川师范大学, 2014.

［3］ Jeffries PR. A framework for designing, implementing, and evaluating simulations used as teaching strategies in nursing [J]. Nurs Educ Perspect, 2005, 26(2): 96—103.

［4］ Sando C, Faragher J, Boese T, et al. Simulation standards development: an idea inspires [J]. Clin Sim Nurs, 2011, 7(3): e73—e74.

［5］ 王艳玲, 孙柳, 吴瑛. 情景教学在我国护理教育中的应用现状与思考[J]. 中国护理管理, 2014, 14(4): 354—357.

［5］ 文嘉玲. 情景教学法探源[J]. 科技信息, 2008, 23: 258.

［7］ Brown JS, Collins A, Duguid P. Situated cognition and the culture of learning [J]. Educational Researcher, 1989, 18(1): 32—42.

［8］ Issenberg SB, McGaghie WC, Petrusa ER, et al. Features and uses of high-fidelity medical simulations that lead to effective learning: A BEME systematic review [J]. Medical Teacher, 2015, 27(1), 10—28.

［9］ 张志芳, 蒋银娟, 王蓓. 模拟教学在护理教育中的应用进展[J]. 现代护理, 2007, 13(4): 378—379.

［10］ 潘立群. 模拟教学的作用与临床教改的关系[J]. 中医教育, 1999, 18(3):

13—15.

[11] Gaba DM, DeAnda A. A comprehensive anesthesia simulatioenvironment: Re-creating the operating room for research and training [J]. Anesthesiology, 1988,69(3):387—394.

[12] Cooper JB, Taqueti VR. A brief history of the development of mannequin simulators for clinical education and training [J]. Quality and Safety in Health Care, 2004,13(Suppl. 1): 11—18.

[13] Rosen KR. The history of medical simulation[M]// Loyd GE, Lake CL, Greenberg RB. Practical health care simulations. Philadelphia: Elsevier Mosby, 2004.

[14] 吴晓萍.基础护理模拟教学与真人示教的论辩关系[J].实用护理杂志, 1997,13(6):334.

[15] Garbuio DC, Oliveira ARS, Kameo SY, et al. Clinical simulation in nursing: experience report on the construction of a scenario [J]. J Nurs UFPE on line, 2016,10(8):3149—3155.

[16] Greiner AC, Knebel E. Health professions education: A bridge to quality [M]. Washington, DC: Institute of Medicine, 2003.

[17] 焦静,张晓静,李越.情景模拟教学在我国护士在职教育中的应用现状及展望[J].中国护理管理,2015,15(1):49—51.

[18] 雷雪贞,封亚萍,王亦岚,等.模拟案例演示在护士沟通技巧培训中的应用[J].医院管理论坛,2010,27(12):34—35.

[19] 沙莉,张慧,李向玲,等.情景模拟在护理教学查房中的应用效果[J].护士进修杂志,2011,26(21):1943—1944.

[20] 李歆,席淑华.情景模拟教学法在新聘护士长岗前培训中的应用[J].上海护理,2011,11(3):87—88.

[21] Theilen U, Leonard P, Jones P, et al. Regular in situ simulation training of paediatric medical emergency team improves hospital response to deteriorating patients [J]. Resuscitation, 2013,84(2):218.

[22] Shea-Lewis A. Teamwork: Crew resource management in a community hospital [J]. Journal for Healthcare Quality: Official Publication of the National Association for Healthcare Quality, 2009,31(5): 14.

[23] Riley W, Davis S, Miller K, et al. Didactic and simulation nontechnical skills team training to improve perinatal patient outcomes in a community hospital [J]. Joint Commission Journal on Quality and Patient Safety / Joint Commission Resources, 2011,37(8):357.

[24] Phipps MG, Lindquist DG, McConaughey E, et al. Outcomes from a labor

and delivery team training program with simulation component ［J］. American Journal of Obstetrics and Gynecology, 2012,206(1):3.

［25］ Andreatta P. Simulation-based mock codes significantly correlate with improved pediatric patient cardiopulmonary arrest survival rates ［J］. Pediatric Critical Care Medicine, 2011,12(1):33.

［26］ Nagle B, McHale J, Alexander G, et al. Incorporating scenario-based simulation into a hospital nursing education program ［J］. Journal of Continuing Education in Nursing, 2009,40(1):18—27.

［27］ Goldsworthy S. High fidelity simulation in critical care: A Canadian perspective ［J］. Collegian, 2012,19(3):139—143.

［28］ Roots A, Thomas L, Jaye P, et al. Simulation training for hyperacute stroke unit nurses ［J］. British Journal of Nursing (Mark Allen Publishing), 2011,20(21):1352—1356.

［29］ Aebersold M, Kocan MJ, Tschannen D, et al. Use of simulation in stroke unit education ［J］. The Journal of Neuroscience Nursing: Journal of the American Association of Neuroscience Nurses, 2011,43(6):349—353.

［30］ Pilcher J, Goodall H, Jensen C, et al. Special focus on simulation: Educational strategies in the NICU: Simulation-based learning: It's not just for NRP ［J］. Neonatal Network: NN, 2012,31(5):281—287.

［31］ Stirling K, Smith G, Hogg G. The benefits of a ward simulation exercise as a learning experience ［J］. British Journal of Nursing (Mark Allen Publishing), 2012,21(2):116—118,120—122.

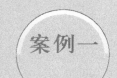

案例一

跌倒的预防与应急处置

跌倒指一个突然发生的、非预期的下降，从一个站立或坐的或水平的位置，包括从椅子滑到地上和他人引起的跌落（个体使另一个个体倒在地上），有或没有造成伤害。有数据显示，跌倒作为住院患者最常发生的意外，发生率为 1.3‰～8.9‰。跌倒可能造成患者身体、心理创伤，延缓原有疾病的恢复，延长住院时间，增加家庭负担和医院资源的耗费，甚至引发医患纠纷。近十年，中国医院协会、国家卫生部医政司提出的患者十大安全目标[链接1]中将防范与减少患者跌倒、坠床等意外伤害作为目标管理内容之一。故护理人员应掌握跌倒的危险因素、预防措施和应急处置。本节将从案例相关知识、案例内容介绍、延伸知识解析、考核要点四个方面，展开跌倒的预防和应急处置的情景模拟案例分析。

一、案例相关知识

1. 跌倒的危险因素。
2. 跌倒的防范措施。
3. 跌倒的急救处置。
4. 跌倒的应急预案。

扫码观看

二、案例内容介绍

患者意外跌倒在各病房均可能出现，本节就跌倒的预防与应急处理进行护理情景模拟。本案例结合护士日常工作中对跌倒的评估、防范措施的执行和应急处置环节，以真实的情景再现，帮助读者加深对正确处理方式的印象，易于记忆。

（一）情景模拟用物准备清单

1. 床单位及相关物品：病床、床头柜、床尾巡视卡。
2. 基础医疗物品：病历夹、听诊器、血压计、跌倒高危标识、手腕识别带。

（二）各场景介绍与解析

【场景 1】 患者张某,女,83 岁,诊断为"左膝骨性关节炎"收治骨科。责任护士小陈将患者带入病房,安置患者并进行病史采集(图 1-1),并通过年龄、活动能力、沟通能力、意识状态、行为、眩晕、排泄、听视觉障碍、跌倒病史、步态、使用药物、有无照护者、睡眠型态 13 个维度评估跌倒的风险[链接2]。

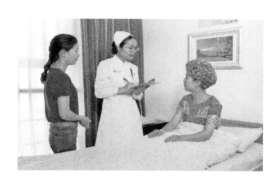

图 1-1 采集病史

解析 跌倒评估总分≥12 分者属于跌倒高危患者,该患者的评估结果是 4 分,其中年龄大于 70 岁和服用 2 种药物分别得 2 分。从评分上来说没有达到高危,但是由于患者的年龄大于 80 岁属于单项高危[链接3],故最后判断为高危患者。

【场景 2】 责任护士小陈对该患者进行跌倒高危标识的处置(图 1-2),包括床头牌上挂防跌倒标识、手腕识别带上贴黄色高危标识,并指导患者着防滑鞋和床栏的使用方法。

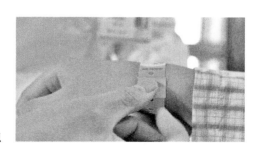

图 1-2 跌倒高危标识

解析 护理人员应对跌倒高危患者充分重视,并进行重点防范。跌倒高危患者应在床头牌上悬挂防跌倒警示牌,手腕识别带上贴黄色高危标识,并告知患者及家属预防跌倒的注意事项[链接4],嘱咐家属24小时陪护。

【场景3】 护士小陈为患者和家属介绍病区环境,包括卫生间、病区走廊和配餐间等公共区域(图1-3)。

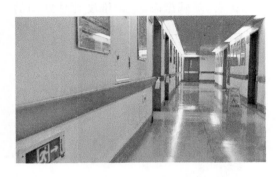

图1-3 病区的跌倒设施

解析 护理人员在进行病区环境介绍时应特别注重卫生间、走廊和配餐间等高危地点,指导患者当地面有积水时一定要及时告知并避免行走。病区应提供安全环境,包括:①保持病室、走廊、厕所、洗漱间灯光明亮及地面干燥。②病室床旁走道障碍清除。③病床刹车固定,将床调至适宜的高度。④将床头柜、垃圾袋、便盆及生活用品放置于患者伸手可及之处。⑤病区备有"小心滑倒"的警示牌,随时取用。

【场景4】 责任护士告知患者及家属跌倒预防的注意事项,请家属在护理风险告知书上签字(图1-4),并将评估结果及护理措施记录于入院护理记录单。

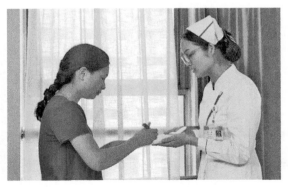

图1-4 告知家属注意事项并签字

　　解析　加强高危人群的重点防范：①对于容易发生跌倒（坠床）的患者，护士应预先告知，床尾挂警示牌，留家属 24 小时陪伴，告知注意事项，签署"护理风险告知书"，做好每天的床边交接班。②对年老体弱、怀孕以及肢体功能缺陷或障碍的患者，注意安全防范，原则上在室内或者床上排便，必要时专人陪同入厕。③长期卧床者下床活动时应专人陪护，并向其告知循序渐进的活动原则。④放置床栏，必要时使用保护性约束工具。

　　跌倒的防范依靠医生、护士、患者及家属的共同配合。护理人员应告知患者跌倒评估的结果并指导预防跌倒的相关措施[链接4]。

　　【场景5】　家属外出购物未告知护士，患者感觉头晕后自服降压药，在起床上厕所的过程中由于头晕跌倒在地上。患者发生跌倒后，责任护士小陈立即赶到现场就地处置，首先呼叫患者判断意识、测量生命体征，同时通知医生检查患者的受伤情况，判断伤情（图 1-5），并进一步了解跌倒的发生原因。

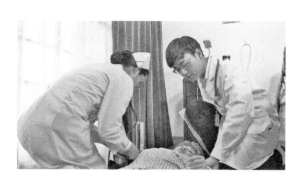

图 1-5　判断伤情

　　解析　当患者突然跌倒（坠床）时，护士立即到患者床边，检查患者伤情（判断患者的神志、受伤部位、伤情程度、全身状况等）[链接5]。该患者神志清楚、血压 80/50 mmHg、主诉臀部着地伴有疼痛。通过询问病史了解到患者因为自服降压药并突然起床导致体位性低血压，发生眩晕后意外跌倒。

　　【场景6】　医生和责任护士根据伤情的判断结果，采取正确的搬运方式[链接6]将患者安全转运至床上（图 1-6）。责任护士指导患者不可随意服用降压药并强调家属必须 24 小时陪护。

　　解析　通过伤情评估判断该患者的伤情程度为 1 级，故医生和责任护士将患者转运到床上并继续观察。如果怀疑患者颈椎或胸腰椎骨折

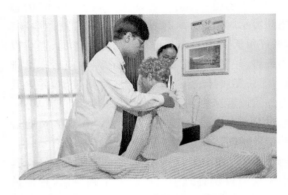

图 1-6　转运患者

等,搬动时根据怀疑骨折部位和伤情采取相应的四人搬运方法或其他正确的搬运方法;同时尽快明确诊断,以便采取正确的进一步处置。

三、延伸知识解析

链接 1　中国医院协会提出的患者安全目标(2017 版)

目标一　正确识别患者身份

目标二　强化手术安全核查

目标三　确保用药安全

目标四　减少医院相关性感染

目标五　落实临床"危急值"管理制度

目标六　加强医务人员有效沟通

目标七　防范与减少意外伤害

目标八　鼓励患者参与患者安全

目标九　主动报告患者安全事件

目标十　加强医学装备及信息系统安全管理

链接 2　跌倒的评估方法及内容

1. "住院患者跌倒(坠床)风险因素评估表"总评分为 37 分。凡新入院或转入患者,责任护士在 2 小时内根据"住院患者跌倒(坠床)风险因素评估表"进行评估,每周复评 1 次,如总分≥12 分,属于跌倒(坠床)的高危患者,应予悬挂警示牌,告知患者及家属注意事项,并请家属在护理风险告知书上签字,采取相应的护理措施,并将评估结果及护理措施记录于入院护理记录单。部分患者评分虽然未达到 12 分,但是确实存在跌倒(坠床)的高危因素,如新生儿、≤36 月龄的婴幼儿、孕妇、年龄≥80 岁的老人、躁动不安、双目失明、近 1 个月内有跌倒史、步态不稳等,视为跌倒(坠床)的高危人群,予相应防范措施。

2. 评估结果≥12 分时,评估责任护士应及时报告护士长、总护士长,护士长 24 小时内确认签名,护士长不在时由代护士长或主班护士负责。总护士长应在 3 天内到现场确认查看患者并检查护理措施的落实情况,确认后签名。

3. 对于跌倒(坠床)的高危患者应动态评估,尤其是患者发生病情变化(手术后、意识、活动、排泄、自我照顾能力的改变)和使用特殊药物后(可能影响患者感知、运动协调功能)。评估结果和措施落实情况应在护理病历中连续体现。

4. 患者转科时评估表应随同病历转至下一个科室并由转入科室护士再次评估。

5. 评估表和护理风险告知书随病历统一交至病案室管理。

链接3 导致跌倒的危险因素

导致患者跌倒的内在因素有:高龄、疾病,如高血压、心脏病、糖尿病、骨骼关节疾病、眼科疾病等,这些疾病因为活动受限、活动耐力下降、视力影响等,增加跌倒危险;还包括跌倒病史(文献报道,跌倒病史者再次发生同样跌倒的概率会增加 50%);环境等外在因素则包括活动区域光线不佳、地面潮湿、地面有障碍物等。

部分患者评分虽然未达到 12 分,但是确实存在跌倒(坠床)的高危因素,如新生儿、≤36 月龄的婴幼儿、孕妇、年龄≥80 岁的老人、躁动不安、双目失明、近 1 个月内有跌倒史、步态不稳等,视为跌倒、坠床的高危人群,应给予相应防范措施。

链接4 跌倒高危患者的健康教育

1. 陪护者应随时陪伴患者,离开病房应告知护士。
2. 注意轮椅及便盆坐椅的固定。
3. 提供患者呼叫及寻求帮助的方法,指导呼叫铃的使用。
4. 指导患者正确地执行移位及上下床。

5. 指导床上使用便盆及尿壶的方法。

6. 告知患者避免在有水渍的地方行走,发现病房里有水渍应及时告知护士和其他工作人员。

7. 告知患者及家属晚夜间陪护床应紧靠病床,患者卧床时应将床栏拉起。必须告知患者切不可翻越床栏,下床时应通知护士或家属陪同。如果出现翻越床栏造成患者坠床伤害加重,应做好记录、定期统计分析,并重新评估床栏的需要性及合适性。

链接5　伤情程度分级

根据患者的神志、受伤部位、伤情程度、全身状况等来进行伤情程度分级。

0级没有受伤。

1级轻伤,包括瘀伤、擦伤、不需要缝合的撕裂伤。

2级重伤,包括骨折、头部外伤、需要缝合的撕裂伤。

3级死亡。

链接6　怀疑颈椎或胸椎骨折时的搬运方法

搬运患者的方法和工具要根据具体受伤情况而定,搬运时要注意动作轻巧,过程不能拖拉,以免加重患者病情。

患者病情较轻,可采用徒手搬运法,但此法不宜用于有骨折、胸部创伤的患者。常用的徒手搬运法有：单人徒手搬运法,如扶持法、抱扶法、背负法;双人或多人徒手搬运法,如拉车式、坐椅式、平抱式等方法。

如果怀疑患者有胸、腰椎骨折,正确的搬运是由3人配合搬抬(图1-7),3人需在患者同一侧,1人托住肩胛部,1人扶住腰部和臀部,1人扶住伸直和并拢的双下肢,3人同时行动把患者轻轻放到硬板担架或床上,并在腰部垫软枕,以保持脊椎的生理弯曲。

如果怀疑患者颈椎受伤,搬动时,应由3～4人一起搬动(图1-8),其中1人专管患者头部的牵引固定,使头部始终保持与躯干部成一直线的位置,其余3人蹲在患者同一侧,2人托住躯干,1人托住下肢,一齐起立,将患者平直抬到担架上或床上,并在患者的颈下放一小枕,头部左右用软垫或沙袋固定。

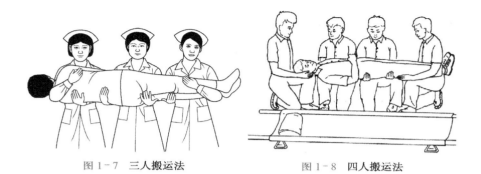

图 1-7　三人搬运法　　　　　　图 1-8　四人搬运法

四、考核要点

1. 跌倒评估的方法及内容。
2. 导致跌倒的危险因素。
3. 跌倒的预防措施。
4. 跌倒高危患者的健康教育。
5. 伤情程度分级。
6. 怀疑颈椎或胸椎骨折时的搬运法。
7. 跌倒处理流程。

（傅利勤　倪逸倩）

- - - - 参考文献 - - - -

［1］周世平.脊柱损伤患者的搬运方法[J].健康向导,2015,21(4)：29—30.
［2］张玉,陈蔚.老年跌倒研究概况与进展[J].中国老年学杂志,2008,5(28)：929—930.
［3］杜成芬,肖敏.院前急救护理[M].武汉：华中科技大学出版社,2016,1：190—193.

案例二

下肢深静脉血栓的预防与护理

下肢深静脉血栓形成(deep venous thrombosis，DVT)是指下肢深静脉在各种病理因素的影响下，管腔内部形成血栓，以致静脉回流障碍所导致的一系列症状，包括病变静脉远心端肢体或脏器肿胀、静脉曲张等静脉高压表现和病变静脉局部管壁及周围组织炎症。严重者还可以影响动脉供血，并使静脉瓣膜受损，遗留永久性的下肢深静脉功能不全，影响生存质量。急性下肢深静脉血栓所引发的肺栓塞是临床猝死的常见原因之一，因此对该疾病的积极预防及治疗，对挽救患者的生命起到重要意义。本节将从案例相关知识、案例内容介绍、延伸知识解析、考核要点四个方面，展开下肢深静脉血栓形成的情景模拟案例分析。

一、案例相关知识

1. 下肢深静脉血栓形成原因。
2. 下肢深静脉血栓形成临床表现。
3. 急性肺栓塞。
4. 肺栓塞应急预案。
5. 下肢深静脉血栓形成的护理、诊断、治疗方法。
6. 弹力袜保养注意事项。

二、案例内容介绍

本案例结合日常生活中老百姓易犯的常识误区，以及容易忽视的临床表现，以真实的情景再现，帮助读者掌握对深静脉血栓形成的正确处理方式。

(一) 情景模拟用物准备清单

场景1：娃娃、包被、脸盆、毛巾、围裙、手机、床头柜、床单、被单。

场景2：夹板、笔、吸氧管、监护仪、床旁椅、卷尺、戒指。

场景 3：卷尺、弹力袜以及包装盒、脸盆、肥皂、果汁、输液架、衣架。

（二）场景介绍与解析

【场景 1】　患者，女，27 岁，产褥期，母亲嘱其卧床休息，并给予油腻、高脂饮食。产后 4 周，女儿突发左下肢肿胀伴疼痛，活动后，疼痛加剧（图 2-1）。母亲立即给予其按摩、热敷（图 2-2），并嘱其少饮水。持续几天后，女儿腿肿非但未好转，并且突发胸闷、气急、呼吸困难等症状。

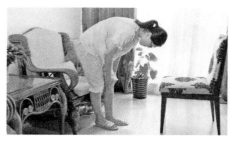
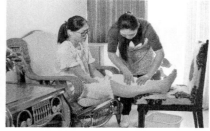

图 2-1　患者突发左下肢肿胀　　　　图 2-2　按摩、热敷肿胀下肢

解析　此场景中，母亲认为产后应卧床休息，少活动，并且给予高脂饮食补充营养，这是错误的。患者处于产褥期，妊娠期女性血液处于高凝状态，而长期卧床可引起血液流速减缓，患者还喜欢食用油腻、高脂食物比如红烧肉等，又可导致血液黏稠。原因分析，场景中的母女对于深静脉血栓形成的原因[链接1]不了解。

患者突发左下肢肿胀伴疼痛，活动后疼痛加剧。母亲告知患者，为防止下肢肿胀加重，应少喝水，并为其按摩、热敷肿胀下肢。此场景中，母亲行为错误：第一，女儿腿肿是因为发生深静脉血栓，她不知道深静脉血栓形成患者的临床表现[链接2]；第二，深静脉血栓形成尤其处于急性期患者切忌患肢按摩、热敷，防止严重并发症急性肺栓塞发生[链接3-4]。

【场景 2】　入院后，护士立即给予患者吸氧，持续心电监护（图 2-3），嘱其卧床休息，抬高其下肢。血管超声检查示"下肢深静脉血栓形成"（图 2-4）。完善术前检查后，患者在局麻下行下腔静脉滤器（图 2-5）置入术。

解析　对于下肢深静脉血栓，突发胸闷、气急、呼吸困难患者，护士的处置方式[链接5]：①立即给予氧气吸入；②严密监测生命体征；③嘱患者卧床休息，抬高下肢。该段情景模拟中护士的处理方案正确。对于怀疑深静脉血栓形成患者,血管超声可协助诊断[链接6]。为防止下肢静脉血栓脱落,堵塞肺动脉,引起肺梗死,患者完善术前检查后,在局麻下行下腔静脉滤器置入术[链接7]。

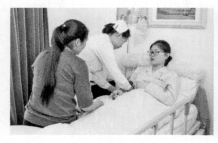

图2-3　吸氧、心电监护

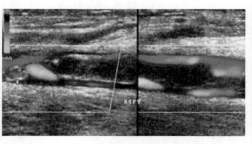

图2-4　下肢深静脉血管超声检查

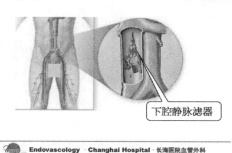

下腔静脉滤器

Endovascology · Changhai Hospital · 长海医院血管外科

图2-5　下腔静脉滤器

【场景3】　出院前,护士为患者测量腿部周径(图2-6),选择了小号、压力Ⅱ级的弹力袜。在护士准备为患者穿弹力袜时,临时有事,离开病房。患者母亲为患者穿弹力袜,发现非常难穿,这时,正在喝果汁的女儿不小心将果汁洒在弹力袜上。其母带着戒指,去洗漱间,使用肥皂用力揉搓弹力袜,并且用力拧干,曝晒于阳光下。

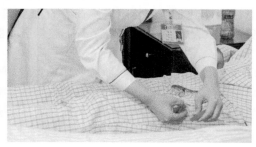

图2-6　腿围测量

解析　弹力袜选择时,腿围测量部位:患肢脚踝最细处、小腿最粗处、大腿根部。根据弹力袜所产生的压力不同,将之分为 3 级,其中压力Ⅰ级为预防型,压力Ⅱ～Ⅲ级为治疗型[链接8]。情景中,患者母亲清洗弹力袜过程中存在的不足是:第一,未取掉手上钻戒,直接用肥皂清洗弹力袜;第二,用手直接揉搓弹力袜;第三,用力拧干弹力袜;第四,将弹力袜曝晒于阳光下(图 2-7)。这种清洗方法错误,容易缩短弹力袜使用寿命[链接9]。

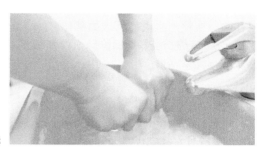

图 2-7　弹力袜错误清洗

三、延伸知识解析

链接 1　深静脉血栓形成病因

血栓形成的机制异常复杂,1865 年 Virchow 提出的经典理论认为:血管壁损伤、血流缓慢和血液高凝状态是引起血栓的三个主要因素。

1. 血管壁的损伤:完整的血管内膜是防止深静脉血栓形成的前提。静脉壁因外伤、手术、创伤、缺氧、血栓或静脉注射刺激性药物等使内膜遭到破坏,内膜下胶原暴露,导致血小板黏附,进一步发生聚集和释放,释放的生物活性物质可使血小板进一步聚集,形成血小板血栓。

2. 血流缓慢:是造成下肢深静脉血栓形成的首要因素。血流缓慢可以是血流本身的缓慢(如长期卧床、长时间久坐不动),也可以是周围组织压迫导致血管迂曲、血流缓慢。静脉血流缓慢增加了激活的血小板和凝血因子与血管壁接触的时间,容易引起血栓形成。

3. 血液的高凝状态:血栓形成的诱发因素。手术后、创伤、恶性肿瘤患者及妊娠期女性由于血液处于高凝状态,容易诱发深静脉血栓形成。

链接 2　下肢深静脉血栓形成临床表现

1. 患肢肿胀：由于下肢静脉回流受阻，表现为患侧下肢肿胀，特点为非凹陷性，一侧肢体肿胀，直立后症状加重。双下肢周长的测量有助于评估肿胀的程度。

2. 疼痛和压痛：疼痛的原因主要有两方面：

（1）血栓在静脉内引起炎症反应，使患肢局部产生持续性疼痛。

（2）血栓堵塞静脉，使下肢静脉回流受阻，患侧肢体胀痛，压痛主要局限在静脉血栓产生炎症反应的部位。

3. 血栓后综合征：是深静脉血栓形成潜在的远期并发症，能导致下肢静脉溃疡甚至截肢。

链接 3　急性肺栓塞

急性肺栓塞（pulmonary embolism，PE）是我国常见的心血管系统疾病，在美国等西方国家也是常见的三大致死性心血管疾病之一。肺栓塞是内源性或外源性栓子阻塞肺动脉引起肺循环障碍的临床和病理生理综合征，包括肺血栓栓塞症、脂肪栓塞综合征、羊水栓塞、空气栓塞、肿瘤栓塞等。其中肺血栓栓塞症（pulmonary thromboembolism，PTE）是最常见的肺栓塞类型，指来自静脉系统或右心的血栓阻塞肺动脉或其分支所致疾病，以肺循环和呼吸功能障碍为主要临床表现和病理生理特征，占肺栓塞的绝大多数，通常所称的肺栓塞即指肺血栓栓塞症。

深静脉血栓形成是引起肺血栓栓塞症的主要血栓来源，深静脉血栓形成多发于下肢或者骨盆深静脉，脱落后随血流循环进入肺动脉及其分支，肺血栓栓塞症常为深静脉血栓形成的合并症。而典型肺梗死"三联征"表现为胸痛、呼吸困难和咯血。

（1）呼吸困难：是肺栓塞最常见的症状，占 84%～90%，尤以活动后明显，常于大便后、上楼梯时出现，静息时缓解。

（2）胸痛：约占 70%，突然发生，多与呼吸有关，咳嗽时加重，呈胸膜性疼痛者约占 66%，通常为位于周边的较小栓子，累及到胸膜。较大的栓子可引起剧烈的挤压痛，位于胸骨后，难以耐受，向肩和胸部放射。

（3）咯血：提示肺梗死的症状，多在梗死后 24 小时内发生，量不多，鲜红色，数天后可变成暗红色，发生率约占 30%。

链接 4　肺栓塞应急预案

患者突发呼吸困难、胸痛、晕厥、烦躁不安、惊恐、咯血、咳嗽、心悸等

↓

快速给氧,流量 6～8 L/min,并注意保持气道通畅,通知医生

↓

心电监护,密切监测生命体征,尤其血氧饱和度,评估神志、胸痛情况

↓

迅速开通静脉通道并及时抽送检验血标本

↓

保持安静,迅速止痛,尽量减轻患者的疼痛、焦虑和恐惧

↓

急性呼吸窘迫患者可予气管插管和机械通气。尽量减少搬动,操作轻柔。维持血氧饱和度在 90% 以上,保持呼吸道通畅,及时吸痰,以防痰液阻塞

↓

遵医嘱行溶栓治疗,观察有无溶栓带来的出血风险

↓

做好抢救记录

链接 5　下肢深静脉血栓形成处置方式

1. 体位及活动指导

(1)急性期(发病 2 周内)患者绝对卧床休息,非急性期(发病超过 2 周)可室内轻体力活动。

(2)患者卧床休息时,应抬高患肢,高于心脏 30 cm。

(3)患者伴有呼吸困难、胸闷等症状时,给予吸氧以及心电监护。

(4)告知患者避免剧烈翻身、热敷及按摩挤压肿胀肢体,以防血栓脱落,导致肺栓塞。

(5)将呼叫器及常用物品放置在患者易于取用的位置。经常巡视床位,及时满足患者洗漱、进食、排泄、个人卫生活动等,满足日常生活需求,帮助解决一些因卧床带来的生活不便,使患者能够真正做到绝对卧床、安心养病。

2. 疼痛

(1)由于血液回流障碍、血液淤积,引起胀痛,站立时加重。嘱患者

卧床休息,避免久站久坐,抬高患肢,促进血液回流,减轻静脉内压力,缓解因肿胀引起的疼痛。

(2) 指导患者多饮水,清淡饮食,保持大便通畅,防止感冒,以减少腹内压增高而影响下肢静脉血液回流。

(3) 对其进行心理护理,指导其看书、听轻音乐等,分散注意力,减轻对疼痛的感觉。

(4) 做好疼痛评估,必要时遵医嘱使用止痛药物,并观察用药后的反应。

链接6   下肢深静脉血栓形成诊断方法

1. Duplex 超声检查:又称多普勒及实时双功超声,是最常用的无创检查方法,其准确性大于95%。多普勒超声扫描可发现压迫肢体远端及呼吸时的正常静脉血流的回声消失。目前高频超声探头的广泛使用可使位于小腿静脉的血栓也能被准确发现。

2. 下肢静脉造影:有创伤性,但能使静脉直接显像,可以有效判断有无血栓、血栓的位置、范围、形态和侧支循环情况,是可靠的诊断方法,常用顺行静脉造影。

3. 磁共振和 CT:对近端主干静脉(如下腔静脉、髂静脉、股静脉等)血栓的诊断准确率很高。磁共振为无损伤检查方法,但对于体内有植入金属物品的患者无法行此检查。

链接7   深静脉血栓形成治疗方法

深静脉血栓的治疗有预防肺动脉栓塞和防止深静脉血栓进展两个目的。其基本治疗包括:卧床休息,防止血栓脱落引起肺栓塞;抬高患肢,促进静脉回流。进一步的治疗可分为手术和非手术疗法两大类。

1. 非手术疗法

(1) 抗凝治疗:目的在于阻止血栓的继续滋长和繁衍,抗凝剂有肝素和香豆素衍化物两种。一般先用前者,接着使用后者。肝素抗凝治疗要持续静脉推注,调整部分凝血活酶时间延长至正常的 1.5~2.5 倍。在充分肝素抗凝后,患者可长期口服华法林抗凝,华法林治疗需监控 INR(国际标准化比值)。华法林在体内起效慢,一般在服药 2~3 天后开始起效,因此临床上常同时将它与低分子量肝素一起使用,待华法林达到治疗作用时,停用低分子量肝素。

（2）溶栓治疗：利用溶栓药物激活体内纤溶酶原，使之变成有活性的纤溶酶，促进血栓的溶解，达到清除新鲜血栓的目的。常用的是尿激酶和链激酶。血栓形成后 72 小时内溶栓治疗可取得较好疗效。

（3）祛聚治疗：作为辅助疗法，能降低血液黏稠度和防止血小板聚集，改善微循环。可静脉滴注右旋糖酐 40，口服阿司匹林。

（4）抬高患肢：患者应卧床休息，患肢抬高super过心脏 20～30 cm，促进静脉回流，利于消肿。急性期患者，避免患肢按摩，防止血栓脱落，导致肺动脉栓塞。

2. 微创腔内治疗

（1）下腔静脉滤器置入术：目的是预防致命性并发症肺动脉栓塞的发生，主要是通过在下腔静脉内放置滤网，使下肢深静脉血栓脱落不致引起肺梗。通常选择健侧股静脉作为穿刺点，穿刺成功后，导鞘送至下腔静脉，然后在导鞘内插入滤网释放器，在定位下放置滤网释放器。

（2）下肢静脉置管溶栓术：血管穿刺部位可在对侧或同侧的股静脉，在血管造影明确血栓闭塞部位后，放置溶栓导管至血栓闭塞部位，同时通过溶栓导管注射尿激酶行溶栓治疗。

（3）静脉 PTA(percutaneous transluminal angioplasty，经皮腔内血管成形术)加支架成形术：即经股静脉穿刺或切开，插入导丝，引入球囊导管扩张狭窄闭塞深静脉段，然后放置支架以维持静脉管腔的通畅，主要适用于静脉血栓发病 3 个月之内的患者。

3. 手术治疗：大隐静脉-股静脉耻骨上转流术适用于髂股静脉阻塞患者，即游离健侧大隐静脉至足够长度后切断远心端，牵引血管穿过耻骨上皮下隧道与患侧股静脉行端侧吻合，使患者静脉血经对侧髂静脉回流。

链接 8　弹力袜分级

表 2 - 1　**弹力袜分级**

分类	压力	压力大小	适应证
I	16～22 mmHg	轻度压力	工作中长期站立或静坐人群，孕妇、体型肥胖者或经常长途旅行人群，没有明显水肿的轻度静脉曲张患者，术后或长期卧床患者预防深静脉血栓

续 表

分类	压力	压力大小	适应证
Ⅱ	23~36 mmHg	中度压力	伴有轻度或明显水肿的静脉曲张患者,静脉曲张外科手术或硬化剂治疗后,反复发作的严重的溃疡愈合,下肢深静脉血栓形成患者
Ⅲ	37~46 mmHg	高强度压力	严重的深静脉血栓后遗症患者,不可逆淋巴水肿或下肢高度肿胀患者

链接9 弹力袜保养注意事项

第一:洗袜子或者穿袜子时不应佩戴钻戒或者其他首饰;第二:手指甲或者脚趾甲不宜过长,否则会刮坏袜子;第三:应该选择中性的洗衣液,不可以用碱性的肥皂或者洗衣粉来洗弹力袜;第四:术后在院的患者要24小时穿戴,回家后晨起穿上,睡觉时脱下;第五:做好足部护理,足跟涂抹润肤乳,预防足跟干裂刮伤袜子;第六:洗好的弹力袜,可用干毛巾吸除多余的水分,于阴凉处晾干,严禁在太阳下晒干或人工热源下烘烤。

四、考核要点

1. 下肢深静脉血栓形成的原因及临床表现。
2. 下肢深静脉血栓形成的严重并发症及处理。
3. 下肢深静脉血栓形成诊断及治疗方法。
4. 下肢深静脉血栓形成的护理要点。
5. 弹力袜保养注意事项。

(王金萍　李海燕)

- - - - 参考文献 - - - -

[1] 李海燕,景在平,毛燕君,等.血管外科实用护理手册[M].上海:第二军医大学出版社,2015.
[2] 胡德英,田莳.血管外科护理学[M].北京:中国协和医科大学出版

社,2008.

［3］陆小英,赵存凤,张婷婷,等."长海痛尺"在疼痛评估中的应用[J].解放军护理杂志,2003,20(4)：6—7.

［4］朱建英,韩文军.现代临床外科护理学[M].北京：人民军医出版社,2008.

［5］陈景霞,焦旸,孙有芳.滤器置入加置管溶栓治疗下肢深静脉血栓形成的护理[J].中华全科医学,2014,12(2)：311—313.

［6］郭松林,周建,袁良喜,等.非急性下肢深静脉血栓形成置管溶栓治疗63例[J].中华普通外科杂志,2015,3(3)：235—237.

［7］景在平,李海燕,莫伟.血管疾病临床护理案例分析[M].上海：复旦大学出版社,2016.

急性呼吸道梗阻的紧急救治

各种原因引起的呼吸道梗阻导致的窒息是临床急症,发生后病情急剧恶化,如果不及时处理,梗阻者会在几分钟内因窒息而死亡。因此尽早识别发生呼吸道梗阻的诱因和早期急救显得尤为重要。本节将从案例相关知识、案例内容介绍、延伸知识解析、考核要点四个方面,展开呼吸道梗阻情景模拟的案例分析。

一、案例相关知识

1. 容易发生呼吸道梗阻的人群。
2. 发生呼吸道梗阻的原因。
3. Heimlic 手法。
4. 环甲膜穿刺术操作及配合。
5. 气管插管术操作及配合。

扫码观看

二、案例内容介绍

急性呼吸道梗阻指食物或异物进入气道导致呼吸短促、呼吸困难、喘鸣等情况,急救是否及时、方法是否正确,对愈后影响颇大。本节就 3 场真实案例,把不同性质异物梗阻的急救方法清晰地展现出来,易于大家记忆。

(一)情景模拟用物准备清单

1. 床单位及相关物品:病床、床头柜、泡有菊花茶的水杯、椅子、巡视单、笔、装有汤圆的保温桶、勺子、水杯、模拟人。

2. 基础医疗物品:心电监护仪、电极片、5 ml 空针、胃管、鼻饲泵、鼻饲袋、输液架、输液器、100 ml 生理盐水、人工鼻、胃肠减压器、薄膜手套、橡胶手套、别针、橡皮筋、听诊器、吸痰装置、吸痰盘、电动吸引器、弯盘、瞳孔笔、安尔碘、棉签。

3. 抢救用物:环甲膜穿刺针、抢救车、气管插管箱。

（二）场景介绍与解析

情景一

【场景1】 低年资护士小王巡视病房，书写输液巡视单的时候，患者家属徐先生进入病房，手里拿着茶水杯，茶水杯内泡着菊花茶。徐先生边喝茶边和王护士对话，突然徐先生表情凝重，呼吸困难，不能言语，双手护喉[链接1]。王护士发现后，不断询问徐先生怎么了[链接2]，徐先生无法说话，面色逐渐变为青紫，并不断用手指着自己的嘴巴（图3-1）。

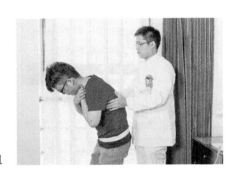

图3-1　发生气道梗阻

解析　由于小王年资较低，未及时判断徐先生出现的急症，导致徐先生缺氧加重。

【场景2】 徐先生手指了指菊花茶水杯，又指了指自己的喉咙，王护士意识到菊花卡在徐先生的喉咙了，王护士立即让徐先生坐下来，并进行快速拍背（图3-2）。

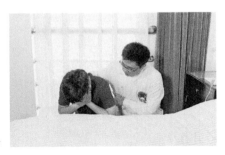

图3-2　拍背的手法

解析　对于异物梗阻气道，传统的拍背法不但不能排出异物，还可能导致固体异物进入气道深部，应立即对患者采取Heimlic手法。

【场景3】 护士小王让徐先生咳嗽,徐先生无法咳嗽,只有高调啸鸣音,小王立即让徐先生站立,并站在徐先生身后,为徐先生实施 Heimlic 手法[链接3]进行救护,施救成功(图3-3)。

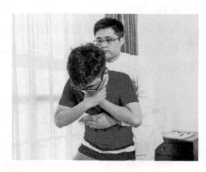

图3-3 Heimlic 手法

情景二

【场景1】 患者汤某,女,78岁,因脑出血住院1周,入院时心电监护、气管插管、呼吸机辅助呼吸。昨天下午拔除气管插管,今晨医嘱饮食改为"流质",仍然心电监护中。拔管后医生与患者女儿张女士交待,次晨可以改流质,家属可以准备一些患者日常喜欢吃的"汤汤水水"的饮食。张女士获悉后非常高兴,因为患者平时喜欢吃汤圆,张女士一早就煮了3个汤圆,前来探望。

解析 张女士对流质的概念没有掌握,而医生又简单地解释为"汤汤水水",所以导致张女士认为汤圆为流质食物(图3-4)。

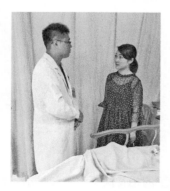

图3-4 与家属进行交流

【场景2】 张女士进入病房后,将母亲扶起半卧位,为母亲喂食汤圆。患者突然停止进食，并不断咳嗽，张女士立即呼叫护士。护士小贾迅速赶到病房，并询问情况，张女士说给患者吃了汤圆，吃到第二个就这样了。贾护士考虑发生汤圆梗阻气道[链接4]，立即打铃呼叫医生。让患者平躺，给予侧卧位，鼓励患者咳嗽，并用力拍背（图3-5）。

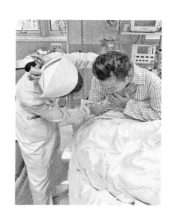

图3-5　给患者拍背

解析　贾护士在询问事情经过后，没有离开病房，而是通过呼叫器呼叫医生，此做法正确。但是让患者平躺，鼓励患者咳嗽，此做法欠妥。此时患者神志仍然清楚，气道口有黏糯性食物，平躺时不利于咳嗽，半卧位膈肌下移，有利于患者呼吸和咳嗽。黏糯性食物一般很难咳出，应及时采取其他措施。

【场景3】　贾护士发现患者无法咳出，因此立即用手伸进患者口腔内抠取[链接5]，取出部分汤圆。此时徐医生赶到，了解情况后，仔细检查患者口腔，发现仍有部分汤圆卡在喉咙口，而此时心电监护显示患者血氧饱和度逐渐下降，立即口头医嘱进行环甲膜穿刺术[链接6]。贾护士配合医生行环甲膜穿刺术（图3-6）[链接7]，穿刺后患者面色转红润。

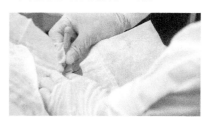

图3-6　环甲膜穿刺术

解析　黏糯性食物导致气道梗阻后,应仔细检查食物梗阻的部位,如果食物在口腔内可见,可先尝试用手抠取。在采取用手抠取后,该患者血氧饱和度仍然下降,说明异物仍然卡在喉咙口,影响通气,应立即采取紧急气道开放术,防止患者因缺氧导致心搏骤停。

情景三

【场景1】　患者陈某,女,65岁,因脑出血入院7日,目前神志昏迷,生命体征平稳,无法经口进食,留置胃管,每日鼻饲液2 000 ml[链接8]。张护士巡视病房时,发现患者口腔内有营养液。立即打铃呼叫:"患者鼻饲液反流,赶紧呼叫医生"(图3-7)。护士站汤护士接到电话,迅速回应"立即停鼻饲液,把病人床头放平",呼叫医生,并拿胃肠吸引器和吸痰装置至患者床边。

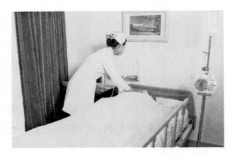

图3-7　将患者头偏向一侧

解析　发现鼻饲患者口腔内有营养液,应考虑是否有鼻饲液反流误吸,在呼叫医生同时,立即停止鼻饲液输注,并进行胃肠减压和口腔内吸引。

【场景2】　病房内张护士立即将患者头偏向一侧,关闭鼻饲泵,并走至床尾摇平床头。此时汤护士携胃肠减压器及吸引装置赶到,一人接胃肠减压器,另一人进行口腔内吸引(图3-8)。胃肠减压器内引出大量白色鼻饲液,口腔内亦吸引出白色鼻饲液。汤护士发现患者血氧饱和度仍

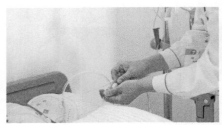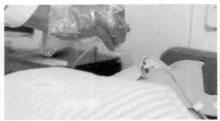

图3-8　一人接胃肠减压器(A),一人口腔内吸引(B)

然没有好转,并出现面色发绀,赶紧嘱张护士推抢救车。

　　解析　胃肠减压胃内残余鼻饲液与口腔内吸引同样重要,防止胃内残余鼻饲液再次反流误吸。

　　【场景3】　王医生赶到病房,评估生命体征,患者血氧饱和度降至89%,肺部听诊右侧湿啰音,发现患者情况不太好,嘱气管插管(图3-9)[链接9],护士配合,气管插管后进行气道内吸引,患者血氧饱和度上升至95%,王医生医嘱人工气道接氧气,无需呼吸机辅助呼吸。

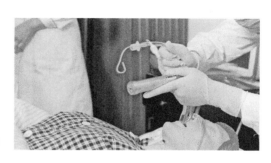

图3-9　气管插管

　　解析　可通过评估患者血氧饱和度及肺部听诊评估患者误吸情况,必要时紧急气管插管。插管的目的一方面是改善通气,另一方面可以通过人工气道进行深部的吸引,将误吸的鼻饲液尽量吸引出来。因此气管插管置管成功后,应立即进行气道吸引。由于该患者有自主呼吸,通过插管氧合改善,可接氧气吸入,无需呼吸机辅助呼吸。

三、延伸知识解析

链接1　气道异物梗阻的临床表现

　　异物导致气道梗阻分为不完全性梗阻和完全性梗阻。不完全性呼吸道梗阻表现:患者出现咳嗽、喘憋、咳嗽无力、呼吸急促。由于气道异物多梗阻于喉腔的声门裂处,吸气时可出现高调哮鸣音。婴儿出现"三凹征",成人由于异物刺激气道引起极度不适,患者会突然出现表情凝重、呼吸困难、不能言语、面色青紫、双手护喉,其中最典型的表现为:双手护喉、V形手势(图3-10)。完全性呼吸道梗

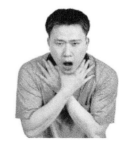

图3-10　异物卡喉典型表现

阻：患者说话困难，没法咳嗽，呼吸极度困难，颜面灰暗，甚至全身发绀，得不到及时适当救治，很快发生意识障碍，甚至昏迷死亡。

链接 2　当怀疑患者出现异物梗阻时，应如何进行询问

当发现患者异物梗阻的表现，又不是第一目击者时，应立即采用封闭式的提问方式问询，比如"有东西卡住了吗"，而不是一直询问"你怎么了"。封闭式提问可以快速得到确定的回答，开放式询问会浪费时间。

链接 3　Heimlic 手法

Heimlic 手法由美国著名医学家亨利·海姆立克教授（Henrt J Heimlic）于 1974 年首创，经动物试验和人的救治证实是一种有用的急救方法。原理：抢救者徒手突然用力冲击腹部、膈肌软组织，压力使局部产生一股向上的气流，挤压两肺下部，使肺内气体形成一股气流，气流的力量进入气管将堵塞气管、喉部的食物团块等异物冲出，迅速畅通气道。

临床中常用 Heimlic 手法有腹部冲击法、自救法、婴儿急救法。腹部冲击法有立位、卧位 2 种方法。

立位腹部冲击法：适用于意识清楚的成人。具体做法为：①被救者站立位或坐位，救护者站或跪在其身后，将双手环绕在被救者腰部，并嘱被救者弯腰头部向前倾并张口（图 3-11）。站位时可让被救护者两腿分开，救护者一腿置于被救护者两腿中间（图 3-12），有利于救护者施力。②救护者一手握成空心拳，使拇指掌关节突出处顶住被救者腹部正中线肚脐上方 2 cm（图 3-13）。③救护者另一手抓牢握拳的手，向上向内快速拉压冲击腹部（图 3-14）。④救护者反复快速拉压冲击，直到异物从

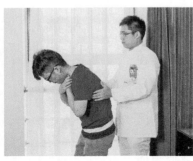

图 3-11　Heimlic 立位手法第一步

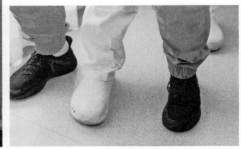

图 3-12　Heimlic 立位手法第二步

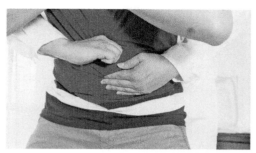 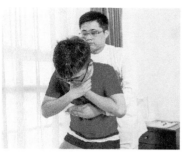

图 3-13　Heimlic 立位手法第三步　　图 3-14　Heimlic 立位手法第四步

气道内排出来。每次冲击应独立、有力,两次之间要停留片刻不要连贯,注意施力方向。不能用拳击和挤压,不要挤压胸廓,不能用双臂加压,防止胸部和腹内脏器损伤。

卧位腹部冲击法(图 3-15):适用于意识不清、身体矮小不能怀抱腰部的被救者。具体做法如下:①被救者仰卧位,施救者骑跨于其大腿外侧。②救护者一只手掌根平放在腹部正中线,脐上两横指,不要触及剑突,另一只手放在该手背上。③双手合起快速向上连续冲击 5 次,如果异物没有出来,可以再次反复操作。操作要反复有节奏、有力,操作过程中注意检查心跳、呼吸。

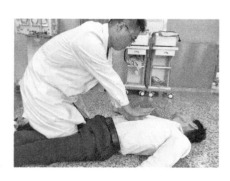

图 3-15　Heimlic 卧位手法

Heimlic 自救方法(图 3-16):患者靠在一固定的水平物体上(如椅子边缘、椅背、扶手栏杆等),以物体边缘压迫上腹部,快速向上冲击,重复之,直至异物排出。

婴儿急救:抢救者取坐位,将患儿骑坐在抢救者的两大腿上,背朝其胸部,用两手的中指和示指,放在患儿胸廓下和脐上的腹部,快速向上向

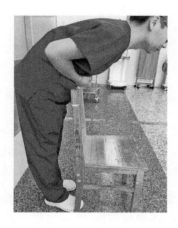

图 3-16　Heimlic 自救法

内反复冲击,直到异物排出。

Heimlic 手法主要适用于固体非黏糯性的食物,对于意识清醒、能自行咳嗽的人群。主要临床表现为:突然表情凝重,呼吸困难,不能言语,面色青紫,双手护喉。Heimlic 手法虽卓有成效,但也可产生并发症,如肋骨骨折、腹部或胸腔内脏的破裂或撕裂,故除非必要时,一般不随便采用此方法。如果患者呼吸道部分梗阻,气体交换良好,就应鼓励患者用力咳嗽,并自主呼吸;如患者呼吸微弱,咳嗽乏力或呼吸道完全梗阻,则立刻使用此手法。在使用本法成功抢救患者后应注意检查患者有无并发症的发生。

链接 4　气管插管拔出后进食容易发生气道梗阻的原因

长期气管插管患者,拔除气管插管后,吞咽功能弱,会厌反射未完全恢复,呛咳反射弱。

链接 5　黏糯性食物卡喉急救方法

1. 掰开患者口腔,将能看到的异物用手抠出来,同时注意观察呼吸情况,若有假牙也一并取出。

2. 如果出现昏迷、意识不清,要将头偏向一侧,或采取侧卧位或是俯卧位,以防误吸、窒息等情况发生。

3. 如果确诊患者为完全性窒息,紧急情况条件允许可行环甲膜穿刺。

4. 如果同现呼吸停止,应让患者头部保持后仰,并把下颌抬起来,这样气道能成为一条直线,有利于畅通气道,并立即进行人工呼吸和胸外心脏按压。

链接6　环甲膜穿刺术的适应证和禁忌证

适应证有：①各种原因导致的急性上呼吸道完全或不完全梗阻,尤其是声门区阻塞、严重呼吸困难,需立即通气急救者。②喉头水肿或颌面部外伤所致气道阻塞需立即通气者。③气管插管有禁忌或病情紧急而需快速开放气道。④临时性气管内注药。

禁忌证：①已明确呼吸道阻塞发生在环甲膜水平以下。②有出血倾向的患者。

链接7　环甲膜穿刺术

环甲膜穿刺的部位：喉结最突出处向下2～3 cm处有一如黄豆大小的凹陷,即为环甲膜位置(图3-17)。

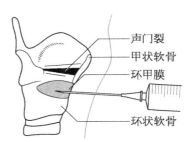

图3-17　环甲膜穿刺的部位

环甲膜穿刺术操作步骤：患者去枕平卧,头后仰,必要时注射利多卡因局麻；左手示指和中指固定环甲膜处皮肤,右手持注射器垂直刺入环甲膜(进入气道有落空感,大约进针5 mm)。

环甲膜穿刺注意事项：针头拔出前应防止喉部上下运动,否则容易损伤喉部黏膜；避免损伤环状软骨,以免术后喉部狭窄。环甲膜穿刺是一种应急措施,穿刺针留置时间不宜超过24小时；如有血凝块或分泌物阻塞穿刺针头,可用注射器注入空气,或少许生理盐水冲洗,保证其通畅。

链接8　肠内营养支持并发症误吸的处理原理

处理原则：①一旦有误吸,立即停止肠内营养,并将胃内容物吸尽。②立即从气管内吸出液体或食物颗粒。③即使小量吸入,亦应鼓励咳嗽,咳出气管内液体。④如果食物颗粒进入气管,应立即行气管镜检查并清除食物颗粒。⑤行静脉输液及皮质激素消除肺水肿。⑥应用抗生素治疗肺内感染。

链接9 气管插管术相关知识

1. 气管插管适应证:①各种先天和后天性上呼吸道梗阻,需立即建立可控制的人工气道者。②各种原因造成的下呼吸道分泌物潴留需要引流者。③各种药物中毒反应性痉挛窒息者。④喉痉挛者。⑤各种原因导致的新生儿呼吸困难者。⑥其他外科手术施行气管内麻醉者。⑦气道内给药、给氧,使用呼吸器者。⑧小儿支气管造影前须保持呼吸道通畅者。

2. 气管插管禁忌证:①喉头水肿、气道急性炎症、喉头黏膜下血肿、插管创伤引起的严重出血等。②咽喉部烧灼伤、肿瘤或异物存留者。③主动脉瘤压迫气管者,插管易造成动脉瘤损伤出血。④下呼吸道分泌物潴留难以从插管内清除者,应行气管切开置管。⑤颈椎骨折、脱位者。

3. 注意事项:①对呼吸困难或呼吸停止者,插管前应先行人工呼吸、吸氧等,以免因插管费时而增加患者缺氧时间。②插管前应检查用具是否齐全适用,根据患者年龄、性别、身材、插管途径选择合适的导管。检查喉镜灯泡是否明亮、气囊有无漏气,准备胶布。③插管时应使喉部暴露充分、视野清晰,声门显露困难时,可请助手按压喉结部位,必要时,可施行经鼻腔插管、逆行导管引导插管或纤维支气管镜引导插管。④插管动作要轻柔,操作迅速准确,勿使缺氧时间过长,以免引起反射性心搏、呼吸骤停。⑤注意气囊是否充气合适。⑥导管留置时间一般不易超过72小时,72小时后病情不见改善,可考虑行气管切开术。⑦加强气道护理。注意吸入气体的湿化,防止气管内分泌物稠厚结痂,影响呼吸道通畅。吸痰时必须严格无菌操作,每次吸痰不超过15秒,必要时于吸氧后再吸引。⑧拔管后护理。应注意观察患者表现,保持呼吸道通畅。重症患者拔管后1小时查动脉血气。

四、考核要点

1. 什么方法适用于救治非黏糯性食物引起的气道梗阻?为什么?
2. 什么方法适用于救治黏糯性食物引起的气道梗阻?为什么?
3. 什么方法适用于救治鼻饲液反流引起的气道梗阻?为什么?

4. Heimlic 手法的并发症。

5. 环甲膜穿刺术后的注意事项。

6. 气管插管术的禁忌证和注意事项。

（胡　敏　张　颖）

- - - - 参考文献 - - - -

［1］彭翔. 异物气道梗阻的救援［J］. 2010 年美国心脏病协会心肺复苏和心血管急救指南,2010：54—55.

［2］任慧玲,黄素芳. 气管插管病人拔管后获得性吞咽困难的研究进展［J］. 护理研究：中旬版,2015,3：904—906.

［3］林连君,訾凯. 老年气道异物吸入患者的临床特点和诊治［J］. 中国急救复苏与灾害医学杂志,2017,12(4)：330—334.

［4］刘志明. Heimlich 手法抢救气道异物梗阻 13 例报告［J］. 中外健康文摘,2013,45：259—260.

［5］刘元生. 误吸的海氏急救法［J］. 临床心电学杂志,2017,26(1)：44—45.

［6］范建,范贤明. 老年肺炎的研究进展［J］. 中国老年学杂志,2016,36(15)：3859—3861.

［7］王小玲,蒋雪梅,戴垚. 鼻饲护理研究进展护士进修杂志［J］. 2014,21：1945—1947.

案例四

心搏骤停的判断与心肺复苏

心肺复苏术（cardiopulmonary resucitation，CPR）是抢救心搏骤停（sudden cardiac arrest，SCA）这一直接威胁人们生命急症的主要手段。近年来，我国心搏骤停的发生率也明显增加，并成为青壮年人群的主要杀手，目前每年约有54.4万人发生心搏骤停，发病率已渐近发达国家水平，但整体抢救水平远低于发达国家和地区。因此，护理人员，尤其是冠心病重症监护室（coronary care unit，CCU）的护士更应该加强对患者心电监护，密切观察心率、心律、血压、血氧饱和度的变化，掌握心搏骤停、严重心律失常的应急处理，熟练应用心肺复苏技术。本节将从案例相关知识、案例内容介绍、延伸知识解析、培训考核要点四个方面，展开对心肺复苏情景模拟案例分析。

一、案例相关知识

1. 心搏骤停的判断及应急处理。
2. 2015 版心肺复苏指南更新。
3. 口头医嘱下达的时机。
4. 患者交接核查制度。
5. 室颤心电图辨别。
6. 除颤的方法及注意事项。

二、案例内容介绍

SCA 时心脏射血功能突然终止，脑血流突然中断，10 秒左右患者即可出现意识丧失。如能及时救治，患者可以存活，否则将导致生物学死亡。本节就心内科心搏骤停患者的心肺复苏进行护理情景模拟。本案例根据 2015 年美国心脏病协会心肺复苏与心血管急救指南，对病情做出准确的判断和应急处理，以标准的操作技术对患者进行救治，帮助读者加深对心肺复苏的印象,易于理解与记忆。

（一）情景模拟用物准备清单

1. 床单位及相关物品：病床、床头柜、床尾巡视卡、电话。

2. 基础医疗物品：输液架、治疗车、治疗盘、病历夹、医疗废弃物桶、无菌治疗巾、安尔碘、输液器及针头、5 ml 空针、20 ml 空针、输液贴、棉签、听诊器、心电监护仪、电极片、手电筒。

3. 抢救物品及药品：抢救车、按压板、除颤仪、500 ml 乳酸钠林格注射液、100 ml 生理盐水、1 mg 肾上腺素等。

（二）场景介绍与解析

【场景1】 患者张伟,男,49 岁,诊断为扩张型心肌病、心力衰竭。因"活动后胸闷、心慌 1 年,加重伴双下肢水肿 1 个月"收入心内科 50 床。既往身体健康,无药物过敏史,否认传染病史。心脏彩超：左心增大、舒张末期内径 5.5 cm,左心室射血分数 35%,二、三尖瓣大量反流。入科后给予一级护理、强心、利尿等药物治疗,留置导尿、记尿量。责任护士小陈巡视病房,发现 50 床患者张伟意识丧失,呼之不应(图 4-1)。

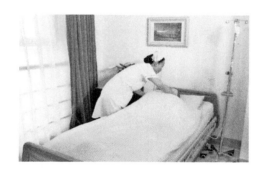

图 4-1 巡视病房

【场景2】 护士小陈发现患者意识丧失后,立即查看患者有无胸廓起伏(图 4-2),发现自主呼吸消失。抬手看时间,14：10,打铃呼叫："50 床张伟意识丧失,通知值班医生,送急救物品。"护士小陈移开床头柜,查看颈动脉搏动≥5 秒,口述 1001、1002、1003、1004、1005,大动脉搏动消失(图 4-3)。

解析 护士小陈发现患者异常后,立即判断患者意识、呼吸情况：意识丧失、呼吸消失,并立即打铃通知值班医生,继续判断患者颈动脉搏动情况：患者颈动脉搏动消失,继而做出准确判断：患者心搏骤停[链接1]。

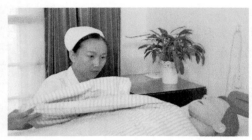

图 4-2 观察患者呼吸情况

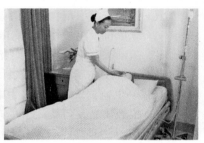

图 4-3 判断患者有无颈动脉搏动

【场景 3】 确定患者病情后,护士小陈立即对患者行心肺复苏(图 4-4):去枕平卧,拉开被子,摇平床头,垫按压板。解开衣领、纽扣,暴露胸部,松裤腰带,确定按压部位。肩膀、肘关节、手掌根部在一直线,双手交叉按压 30 次。情况紧急,但护士小陈镇定自若,做到忙而不乱、干净利落、有条不紊。

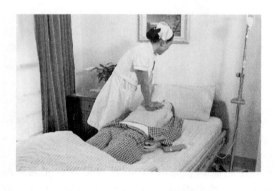

图 4-4 行心肺复苏

解析 护士小陈准确判断患者病情,灵活应用应急预案进行处理[链接2],严格按照心肺复苏指南规范操作[链接3]。

【场景 4】 接到护士小陈的呼叫后,曹医生和护士小张、小李立即赶到床旁,并将抢救车推至病房,护士小陈边按压边汇报病情(图 4-5)。情急之下,曹医生结合汇报内容,一边翻阅病历,一边下达口头医嘱。

解析 紧急情况下,曹医生下达口头医嘱[链接4]。

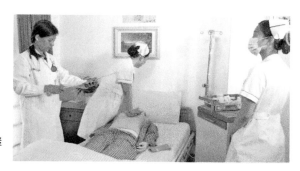

图 4 - 5　汇报病情并继续心肺复苏

【场景 5】　曹医生下达口头医嘱："护士小陈继续胸外按压，通知麻醉科气管插管，平衡液 500 ml 静脉滴注，盐酸肾上腺素 1 mg 静脉推注。"护士小张复述医嘱："平衡液 500 ml 静脉滴注，盐酸肾上腺素 1 mg 静脉推注。"护士小张和小李双人核对后（图 4 - 6），遵医嘱用药。

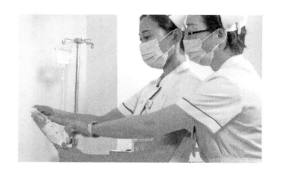

图 4 - 6　双人核对

解析　医生下达口头医嘱，护士严格按照执行口头医嘱相关要求进行操作，复述医嘱，严格执行三查七对，双人核对药品，保留药品空安瓿，及时将医嘱内容记录于口头医嘱本上。

【场景 6】　护士小陈完成 5 个循环的心肺复苏后，为患者做体格检查（图 4 - 7、4 - 8），发现患者情况基本稳定，并向曹医生汇报："患者现神志清楚，面色红润，双侧瞳孔等大等圆，对光反射灵敏，脉搏呼吸恢复。"曹医生结合小陈汇报内容，为患者安排进一步检查与治疗。

解析　心脏骤停的生存率很低，为 5%～6%。抢救成功的关键是快速识别和启动急救系统，尽早进行心肺复苏（cardiopulmonary resuscitation，CPR）和复律治疗。

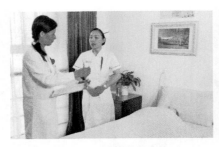

图 4-7 评估患者病情

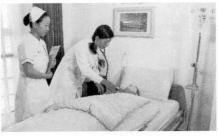

图 4-8 体格检查

【场景7】 护士小李与曹医生核对口头医嘱本(图 4-9),并完成患者的转运[链接5]。

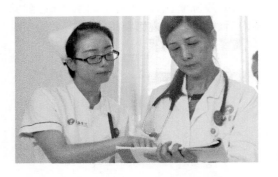

图 4-9 核对口头医嘱本

解析 护士小李和曹医生按照口头医嘱处理流程,完善病历相关资料。

【场景8】 患者安全转运至 CCU 病房,病房护士小陈与 CCU 护士小顾进行交接(图 4-10)。交接内容包括患者身份、病情、治疗、护理、神

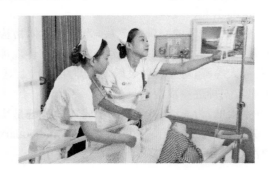

图 4-10 共同交接

志、皮肤、管道、病历、药品、物品等。

【场景9】 主管护师小顾迅速判断病情,患者心电监护示:室颤(心室纤颤),立即打铃,通知护士小李推除颤仪、送抢救物品,准备电除颤(图4-11)[链接6]。

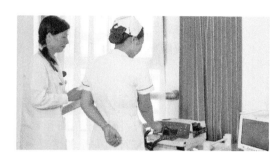

图4-11 准备电除颤

【场景10】 主管护师小顾遵医嘱进行电除颤(图4-12),双相波150 J[链接7],操作结束后,主管护师立即查看心电监护变化,心电监护示:窦性心律。主管护师除颤完毕后,放回电极板,记录除颤时间,关闭除颤仪。主管护师拿起清洁纱布,一边为患者擦拭心前区皮肤,观察有无破损,一边安慰患者:"张伟,现在知道了么? 刚刚你有点不舒服,现在好了,你不用紧张,我会一直陪在你身边的。"患者会意地点了点头。主管护师遵医嘱为患者提供进一步生命支持,密切监护病情变化。洗手记录病情变化时间、除颤时间、电功率、次数、效果。

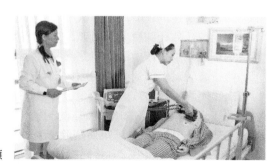

图4-12 遵医嘱电除颤

解析 护士严格按照2015年美国心脏病协会心肺复苏与心血管急救指南,遵医嘱双相150 J电除颤。

三、延伸知识解析

链接1 心搏骤停临床表现

1. 意识突然丧失或伴有短阵抽搐。
2. 呼吸断续、喘息,随后呼吸停止。
3. 颈、股动脉搏动消失。
4. 皮肤苍白或明显发绀,瞳孔散大,大小便失禁。
5. 心音消失。

链接2 患者突发心搏骤停的应急预案

1. 发现患者意识丧失,应快速判断颈动脉搏动及呼吸情况,如大动脉搏动及呼吸消失,在现场环境安全的情况下,立即启动心肺复苏。
2. 打铃通知值班/主诊医师及护士送抢救物品到现场。
3. 严密观察心率、心律、血压、呼吸的变化,配合值班/主诊医师实施电除颤,通知麻醉科气管插管。
4. 建立静脉通道,遵医嘱给药,并观察药物效果及用药后的反应。
5. 做好患者及家属的安抚工作。
6. 书写抢救记录,做好交接班。

链接3 2015年美国心脏病协会心肺复苏与心血管急救指南更新

1. 按压深度:5～6 cm。
2. 胸外按压速率:100～120 次/分。
3. 每次按压后让胸廓完全回弹。
4. 尽可能减少按压中的停顿。
5. 给予患者足够的通气(30 次按压后,2 次人工呼吸,每次呼吸超过1 秒,每次须使胸部隆起)。
6. 关于先除颤,还是先胸外按压的问题,指南建议,当可以立即取得体外电除颤器(AED)时,应尽快使用除颤器。当不能立即取得体外电除颤器时,应立即开始心肺复苏,并同时让人获取除颤器,视情况尽快尝试进行除颤。

链接4　口头医嘱下达的时机

1. 非必要时不得使用口头医嘱,仅在危重伤患者抢救时或医生手术时无法下达电子或书面医嘱,而患者又急需处理时才下达口头医嘱。

2. 高危险性药品、输血、化疗药物等不适用于口头医嘱。

3. 口头医嘱需由患者的责任医师或现场最高职称的医生下达。执行口头医嘱的人员必须为有资质的护理人员。

4. 医师下达口头医嘱内容包括药品名、姓名、性别、年龄、床号、剂量、给药途径等,注意避免使用片、瓶作为剂量单位。

5. 护士需复述医生的口头医嘱,严格执行三查七对:护士复述口头医嘱,并经医师确认后方可执行(2人以上同时听到);双人核对药品,护士执行后需保留空瓶或药品的包装;及时将医嘱内容记录于口头医嘱本上,医师在抢救结束后30分钟内将所有口头医嘱录入医生工作站,补录的医嘱时间应为抢救相应执行时间,由医生和护士双方签字确认,医师录入电子医嘱,护士及时转抄。

链接5　患者的正确转运

1. 病情危重者原则上应尽量减少对患者的搬运,以就地检查和抢救为原则。如确有必要进行转运时,应征得科室主任或主诊医生的同意,抢救情况下征得抢救指挥者的同意。

2. 转运前向患者及家属说明情况,阐明患者进行转运的必要性、危险性,并征得患者和(或)家属的同意,签署知情同意书。在抢救情况下危重患者的转运也须征得患者委托人的书面同意,并记录在病历中由委托人签字。特殊情况下可请示医教部主任或医疗总值班。

3. 下达患者转运医嘱前,责任医生应与接收部门取得联系,提前了解接收医院或科室的基本情况,比如设备、床位、医疗条件等是否有能力接收转出的患者,告知患者的情况以及需做的准备。

4. 护理人员接到转出医嘱后,电话与接收部门确认是否做好接应准备。

5. 由主诊医生和护士长安排相应资格的医生、护士负责护送转运。

6. 按病情需要做好护送时物品的准备。

(1)平车或推床、输液架。

(2)急救药品。

（3）氧气袋或小氧气筒。

（4）中心静脉通路或两条外周静脉通路（留置针）。

（5）手提式多功能心脏检测仪,持续心电图、血压、脉率、血氧饱和度等监测。

（6）简易人工呼吸器等。

7. 责任护士正确核对患者信息,转科患者应填写交接记录单。

8. 转运前应派人确认转运道路通畅无阻,电梯做好接应准备。

9. 安全搬运患者,注意动作轻柔,不要过度震动,应充分考虑到患者的特殊要求,如骨折患肢的制动。搬移至平车后,应检查各种管道是否通畅,并妥善固定。

10. 转运过程中,应根据患者病情随时监测生命体征,做好相应记录。

11. 到达转入科室后,双方医护人员进行交接,交接内容包括主要病情、转运过程中的病情变化、用药情况、皮肤情况、各种管道以及携带物品、病历等,双方在《患者转科交接记录单》上记录并签名,交接单随患者病历归档。

12. 向院外转运危重患者时,转运途中发生的病情变化及救治应记录在《转诊记录单》中。

链接 6　室颤的正确判断、除颤能量选择

1. 室颤为致命性心律失常,室颤的波形、振幅及频率均极不规则,无法辨别 QRS 波群、ST 段与 T 波(图 4-13)。

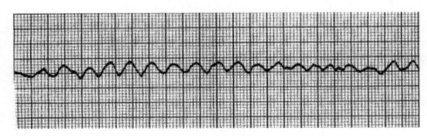

图 4-13　室颤心电图

2. 患者室颤时,已无心动周期,ECG 也无 QRS 波,患者神志多已丧失,应立即实施电除颤。除颤时间越早,除颤成功率越高。通常成人使用非同步双相波除颤能量为 150~200 J。

链接 7　除颤的注意事项

1. 电除颤的原理:是用较强的脉冲电流在极端的时间内经胸壁或直接经过心脏瞬间消除心肌细胞所有电活动终止异位心律,恢复自律性最高的窦房结发放冲动控制心脏的窦性心律的一种方法。该方法最早用于消除室颤,故称为电除颤。

2. 电除颤波形的选择:正确选择波形根据电流脉冲通过心脏的方向,除颤仪分为单相波除颤仪和双相波除颤仪。

(1)单相波除颤仪释放单相电流脉冲,目前仍在临床使用单相波除颤仪。单相波除颤仪缺点:①除颤能量水平要求较高,电流峰值较大,所以会对心肌功能造成不同程度的损伤。②无法自动调节对人体经胸阻抗。

(2)双相波除颤仪先后释放两个方向相反的电流脉冲。双相波除颤仪的优势主要表现在:①会随胸阻的变化而变化,首次点击成功率较高。②需要的能量较小,电峰值较低或相对"恒定",对心肌功能不会有太大损害。所以,终止室颤,双相波电击除颤比单相波电击除颤安全有效。

3. 电除颤能量的选择:成人、8 岁以上儿童单相波电除颤时,每次电击能量均推荐 360 J。BTE 除颤仪首次电击能量为 150~200 J,RBW 除颤仪为 120~200 J。若仪器不熟悉,皆选用 200 J,后续电击可以选择相同或递增功能。1~8 岁儿童或青春期前体重<25 kg 的儿童可以接受电除颤,选择的能量水平也要低于成人。无论是单相波还是双相波电除颤,第一次除颤均按 2 J/kg 选择能量,第二次及以后按 4 J/kg。

4. 电除颤操作要点

(1)将患者摆放为复苏体位,迅速擦干患者皮肤。

(2)评估患者情况,选择除颤能量。

(3)迅速擦干患者胸部皮肤,手持电极板时不能面向自己,将手控除颤电极板涂以导电糊并均匀分布于两块电极板上,或包以盐水纱布。

(4)电极板位置安放正确("STERNVM"电极板上缘放于胸骨右侧第二肋间,"APEX"电极板上缘置于左腋中线第四肋间),电极板与皮肤紧密接触。

（5）充电、口述"请旁人离开"。

（6）电极板压力适当，再次观察心电示波（报告仍为室颤）。

（7）环顾患者四周，确定周围人员无直接或间接与患者接触（操作者身体后退一小步，不能与患者接触）。

（8）双手拇指同时按压放电按钮电击除颤（从启用手控除颤电极板至第一次除颤完毕，全过程不超过 20 秒）。

（9）除颤结束，报告"除颤成功，恢复窦性心律"。

（10）移开电极板。

四、考核要点

1. 心肺复苏术后患者病情观察与应急处理。

2. 病情观察与巡视的内容。

3. 下达口头医嘱的时机。

4. 心肺复苏的相关知识。

5. 室颤心电图的辨别。

6. 除颤的注意事项。

7. 患者交接核对的流程。

（曹爱芳　顾赛男　陈婵媛　施玲丽　李　婷　张　迪）

- - - - 参考文献 - - - -

［1］王立祥.中国心肺复苏发展战略观［J］.中华危重病急救医学,2015,3：161—163.

［2］张在其,陈文标,陈玮莹,等.广州市 97 823 例院前急救患者流行病学分析［J］.中国危重病急救医学,2011,23(2)：99—103.

［3］尤黎明,吴瑛.内科护理学［M］.5 版.北京：人民卫生出版社,2013.

手术患者转运交接与安全管理

　　手术患者的医疗护理风险时时刻刻存在，做好预见性的应对护理措施才能确保患者的安全。患者转运交接的安全管理是确保手术成功与术后康复的重要环节。转运时间虽然很短，但转运过程中要切实保证患者呼吸系统、循环系统的安全，防止患者坠床等意外事件的发生。认真遵守交接制度是护理安全的前提；严格规范的交接流程是护理安全的关键；充分有效的交接内容是护理安全的保障。手术安全核查是医疗不良事件的最后一道防线，手术团队里的每一位成员，麻醉医师、护士、外科医生都必须全力以赴，对手术进程全权负责。本节将从案例相关知识、案例内容介绍、延伸知识解析、考核要点四个方面，展开手术患者转运交接与安全管理的情景模拟案例分析。

一、案例相关知识

　　1. 手术患者的转运交接。
　　2. 手术部位标识制度。
　　3. 手术安全核查。
　　4. 手腕识别带相关内容。
　　5. 管道滑脱的防范措施与应急预案。
　　6. 手术室差错防范制度。
　　7. 手术室物品清点制度。

扫码观看

二、案例内容介绍

　　各外科手术病房与手术室之间每天都会存在手术患者的转运交接与核查工作，本节就手术患者的转运交接与安全核查进行护理情景模拟。本案例结合护士日常工作中容易疏忽的环节，以真实的情景再现，帮助读者加深对正确处理方式的印象，易于记忆。

(一)情景模拟用物准备清单

1. 手术室相关物品准备：手术转运车1辆、物品转运箱1个、手术通知单1张、手术床1张(含被子、头圈、约束带)、输液架1个、麻醉机1个、心电监护仪1台、螺纹管及面罩各1个、电极片5个、输液器1个、三通2个、"T"形连接管1个、静脉留置针1个、贴膜1张、引流管1根、16Fr双腔导尿管1根、集尿袋1个、管道标签2个、患者手术帽1个。

2. 病房相关物品准备：病床1张、床头柜1个、病历1份(内含手术交接核查表、临时医嘱单、麻醉知情同意书、手术知情同意书、血型单、用血通知单各1份)、手腕识别带1根、病号服1套、输液架1个、别针皮筋若干。

3. 其他物品及药品：500 ml乳酸钠林格注射液1瓶、注射用头孢拉定2g、弹力绷带2卷、影像片1张。

(二)场景介绍与解析

【场景1】 患者张雪芳,女,79岁,ID号：05352738,术前诊断为"左膝关节炎、左膝退行性病变",于2天前入住特需四病区50床。患者目前病情平稳,有高血压病史10年,平时口服降压药,控制良好。经过充分的术前准备,手术当日卫勤人员按照手术安排程序将患者接至手术准备区,病房护士陪同到达。手术室护士主动上前迎接,与病房护士点头微笑后转向患者,核对患者基本身份信息(图5-1)。

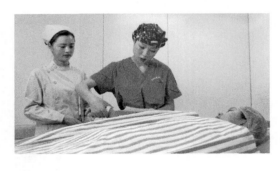

图5-1 手术患者信息核查

解析 在本场景中,患者伸出手,手术室护士准确读出患者手腕识别带上的信息,手术室护士手持手术通知单,通过病历、交接核查表、手腕识别带[链接1]、手术通知单、反问患者5种方法核对患者,内容包括：患者姓名、性别、年龄、ID号、病室、手术部位标记及手术名称。

【场景2】 患者张雪芳,拟行腰麻下左侧膝关节置换术,手术室护士

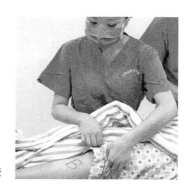

图 5-2　手术部位标识核查

询问患者手术部位,并且检查患者手术部位标识(图 5-2)。

　　解析　手术部位标记使用院内统一配发的标记笔进行标记,手术部位(不是手术切口,用于确认左右或上下位置)用"部位"的拼音开头"B"来标识[链接2]。切口用单线来标记,采取两点定一线的方法,穿刺点用0或点来标记。

　　【场景3】　病房护士打开病历、手术室护士核对手术交接核查表,病房护士与手术室护士交接班。患者术前准备完善,无药物过敏史,全身皮肤完整。带入注射用头孢拉定2 g,影片一张(手术室护士核对片子上患者姓名、左右侧)、血型单一张、用血通知单一张,患者血型为O型、RH阳性,弹力绷带2卷。交接完毕后,填写交接核查表(图 5-3)。

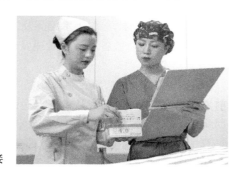

图 5-3　手术患者物品交接

　　解析　手术患者交接核查由病房护士填写"手术患者交接核查表"[链接3]进行书面交接并签名确认。术前交接内容包括:①患者基本信息。②神志及生命体征。③手术部位及名称。④术前准备完善情况。⑤随带资料、物品及药品。⑥皮肤情况。

　　【场景4】　患者进入手术间后,手术室护士给予其妥善安置,适当保暖、约束、心理护理。麻醉医生连接心电监护,检查麻醉设备的功能,心电监护显示患者生命体征平稳,此时手术医生入室,所有人员及物品均在位齐全后,开始麻醉实施前的安全核查(图5-4)。

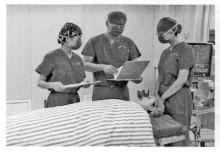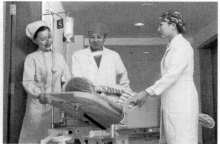

图5-4 麻醉实施前安全核查　　　　图5-5 术后转运

解析 ①麻醉实施前"TIME OUT"[链接4],三方人员根据手术安全核查表[链接5]上的内容逐项核对、确认、打钩、签名。核查无误后,开始麻醉。②手术开始前"TIME OUT",三方人员根据手术安全核查表上的内容逐项核对患者基本信息、手术方式、手术部位标识、手术与麻醉风险预警、术前术后特殊用药情况、影像片资料等,确认核查无误后,开始手术。③患者离开手术室前"TIME OUT",三方人员根据手术安全核查表上的内容逐项核对患者基本信息、实际手术方式、手术用药及输血情况、手术物品清点、手术标本确认、患者皮肤完整性、各种留置管道及患者去向等信息,确认核查无误后,患者方可离室。

【场景5】 手术结束,所有手术物品[链接6]及器械核对正确[链接7],患者离室前安全核查完毕,卫勤人员将患者送回特需四病区(非全麻患者术后直接回病房),麻醉医生、手术医生、手术室护士陪同到达病房(图5-5)。

解析 医院手术室安全隐患防范的重点往往都在手术间内,忽略对手术前后患者在转运过程中"边缘时间"的安全。所谓边缘时间,就是指患者从病房进入手术室前或手术结束运送患者到病房或ICU途中的时间。然而,手术患者术前及术后的安全转运[链接8]是非常重要的环节,会影响危重患者的医疗护理安全,甚至发生意外和死亡,导致医疗纠纷。

【场景6】 患者张雪芳今日在腰麻下行左侧膝关节置换术,手术顺利,术中输液2 000 ml,尿量1 500 ml,出血200 ml,血压波动于120～130/

80～85 mmHg,生命体征平稳,皮肤完整,无压红,共留置管道3根(左手背外周静脉1路,左下肢伤口引流管1根,导尿管1根),各管道均在位通畅(逐根检查上述管道)。患者返回病房安置妥当后,手术室护士与病房护士进行术后交接班。

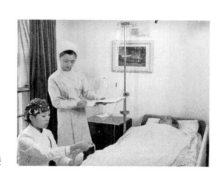

图5-6 管道交接

解析 手术患者术后交接内容包括患者施行手术以及术中情况,如输血、输液、术中出血、皮肤以及留置管道[链接9]等情况。病房护士与手术室护士按照"手术患者交接核查表"填写完整相关信息并签名确认。

三、延伸知识解析

链接1 手腕识别带管理规定

1. 手腕识别带上的患者信息包括：患者的姓名、性别、出生日期、科室、病区、药物阳性、ID号及二维条形码(条形码中已包含上述患者的所有信息)。手腕识别带为浅蓝色,抗菌塑料材料所制,具有较好的柔软性和舒适性。

2. 手腕识别带佩戴要求：原则上佩戴于患者的右手腕部,如遇右手腕有外伤或需手术时可换至左侧腕部。佩戴时注意松紧适宜,并向患者及家属交代其用途及注意事项。佩戴时字体底部朝向手指,便于核对。烧伤科患者可选择皮肤正常的肢体佩戴(选择顺序右腕—左腕—右踝—左踝),如果四肢均无法佩戴,可将腕带悬挂于导尿管上。对腕带使用有皮肤过敏反应的患者,建议可以将腕带佩戴在病员服衣袖外。

3. 腕带特殊标识要求：传染病为紫色;跌倒(坠床)高危者为黄色;药物过敏者为红色,并在药物过敏处由护士手工写入药物名称,要求用防水笔填写,字迹工整、信息齐全。特殊标识应按红色、黄色及紫色排列,如有缺项,应先留出粘贴部位。

链接2　手术部位识别标识制度

手术室是救治患者的重要场所,手术安全管理需要多个部门、科室的支持和配合,为保障手术的安全,手术部位核查是必不可少的一项涉及多人员的重要环节,正确的手术部位,正确的手术程序是手术安全的重要保证,是杜绝手术安全事故的重要保障。手术部位标识是手术核查中必不可少的一项,手术部位标识是保障手术部位的正确性、安全性的警示性信息,直接关系到患者手术安全乃至生命安全,一旦出现差错将造成严重影响。

(一)必须要标记的情况

1. 成对的器官:如肾、输尿管、卵巢、输卵管、眼、耳、手足、肺脏、肢体、锁骨、肢体关节等。

2. 双侧器官,如脑、鼻。

3. 椎体水平;手指、足趾、肋骨;腹部正中切口、腹腔镜下的双侧器官进行单侧手术时。

(二)不需要标记的情况

双侧同时手术、器官位于中间位置或者是独一无二的,如肝、胆、胃、胰腺等;1岁以内的婴儿,患者明确拒绝,必须在病历上用手术示意图进行标记,并采用特殊情况。

(三)标记方法

手术标记使用院内统一配发的标记笔进行,切口用单线来标记,采取两点定一线的方法,穿刺点用O或点来标记,手术部位(不是手术切口,用于确认左右或上下位置)用"部位"的拼音开头"B"来标识。

(四)特殊情况

1. 由自然腔道进入人体的手术根据实际情况标识(输尿管镜可在会阴部标识、支气管镜可在颈部标记)。

2. 牙齿可在X线片上标记,但要区分左右侧。

3. 手术部位由手术医生进行标记,必须得到患者或家属的认同,标记时在患者清醒时由患者或家属参加,患者不清醒时应由家属参与。

链接3　长海医院手术患者交接核查表

见图5-7。

长海医院手术患者交接核查表

科室　　　　床号　　　　姓名　　　　性别　　　　年龄　　　　ID 号

拟手术名称(病房护士填写)＿＿＿＿

手术名称(手术室护士填写)＿＿＿＿

项目名称		手术前(数量)			手术后(数量)		
		病房	诱导室	手术室	手术室	苏醒室	病房
带入物品	病历(份)						
	影像片(张)						
	胸、腹带(根)						
	颈托(个)						
	造口袋(只)						
	识别带(根)						
	衣、裤(套)						
	鼻空肠管(根)						
	血型鉴定单						
	用血通知单						
	手术物品知情同意书						
留置管道	外周静脉						
	中心静脉(PICC)						
	动脉置管						
	胃管						
	尿管						
	伤口引流管						
	PCA						
	鼻空肠管						
神志	清醒						
	未醒						
药品							
除手术创面以外的皮肤情况							
护士签名/时间							

　　注：皮肤情况仅描述除手术创面以外的受压部位皮肤完整性情况,有争议应在 2 小时内汇报总护士长；如有其他情况应及时沟通处理。

图 5 - 7　长海医院手术患者交接核查表

链接4 手术安全核查流程

2010年卫生部出台了手术安全核查制度,明确规定了参与手术三方(麻醉医师、手术医生、巡回护士)在手术安全核查中的职责和流程以保障手术过程中正确的患者、正确的手术部位和正确的手术方式。手术安全核查制度中明确规定核查的三方要在麻醉开始前、手术开始前、手术患者离室前3个时间点进行核查。规范的手术患者核查流程是防止"错误的手术部位、错误的手术方式、错误的手术患者"的方法,对减少医疗风险具有重要意义。手术安全核查制度是等级医院评审的核心条款,是防止手术患者、手术部位、手术方式错误的举措之一,但在实施过程中,手术医生、麻醉医生安全核查依从性低[9],尤其是在"TIME-OUT"环节。

实施手术安全核查的内容及流程如下:

1. 麻醉实施前:由手术医师主持,三方按"手术安全核查表"依次核对患者身份(姓名、性别、年龄、ID)、手术方式、知情同意情况、手术部位与标识、麻醉安全检查、皮肤是否完整、术野皮肤准备、静脉通道建立情况、患者过敏史、抗菌药物皮试结果、术前备血情况、假体及体内植入物、影像学资料等内容。

2. 手术开始前:由麻醉医师主持(无麻醉的仍由手术医师主持核对,麻醉医师栏内容由手术医生完成并签名),三方共同核查患者身份(姓名、性别、年龄、ID)、手术方式、手术部位与标识,并确认风险预警等内容。手术物品准备情况的核查由手术室护士执行并向手术医师和麻醉医师报告。

3. 患者离开手术室前:由手术医师主持,三方共同核查患者身份(姓名、性别、年龄、ID)、实际手术方式、术中用药、输血的核查,清点手术用物,确认手术标本,检查皮肤完整性、动静脉通道、引流管,确认患者去向等内容。

4. 三方确认后分别在《手术安全核查表》上签名。

5. 手术安全核查必须按照上述步骤依次进行,每一步核查无误后方可进行下一步操作,不得提前填写表格。

6. 在安全核查的任何环节如发现有误或有疑义,必须立即停止当前工作,待各项信息正确无误后方可开展后续工作,并详细记录处理过程。

链接5 手术安全核查表

通过医务团队良好沟通合作及具体的"手术安全核查表"的记录手段

（图5-8），保证正确的患者、正确的手术部位，将手术风险降到最低，构建医院安全文化。

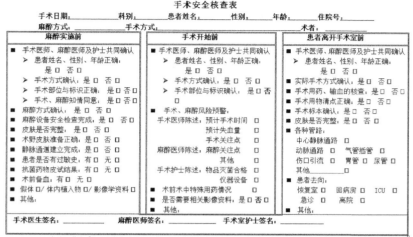

图 5-8　手术安全核查表

（一）目的

1. 防止手术器械、物品遗留患者体内，确保患者手术安全。

2. 指导手术人员正确执行手术物品清点过程，确保医务人员执业安全。

3. 为多部门多环节之间的交接工作提供保障，确保交接有序。

（二）方法

1. 清点人员：巡回护士与洗手护士、有资质的手术医生。若无洗手护士则与手术医生清点；同时通告手术医生清点情况，使其知晓。

2. 清点物品：原则上是手术台上所有器械和物品。手术器械（按照手术器械单），物品包括纱布、纱球、纱条、脑棉、推子、橡皮头、缝针、针头、刀片、清洁片等（根据实际使用情况）。

3. 清点时机：切皮前、关闭体腔前、关闭体腔后、皮肤缝合后。

4. 清点方式：每个清点时机，三方人员共同确认，唱读清点两遍。

(三) 流程

手术开始前 15～30 分钟,洗手护士应对所有器械及物品进行整理,做到定位放置,摆放有序;与巡回护士、手术医生共同清点手术器械,同时检查器械的完整性与功能状态;清点时,由洗手护士唱读器械种类和数量,巡回护士根据清点顺序逐一将数字准确记录在器械、物品清点单上。在手术开始前将术中清点物品数量转抄至手术间墙面清点板,以便于术中添加时确认、记录。

不同物品清点检查要点:

1. 器械类

(1) 血管钳类:齿面闭合性及完整性,轴节活动度。

(2) 镊子:按种类分类叠放后清点,包括镊子齿钩、定位针。

(3) 针持:持针面完整性,包括镶片。

(4) 多关节器械:除主体器械外,同时清点各个关节螺丝及活动部件。

(5) 带有附件的器械:除主体器械外,同时清点所有附件。

(6) 尖锐器械:单独放置,使用容器盛放,如有保护装置,同时清点。

(7) 各类光学设备、点外科设备、动力设备等:检查各个连接部件的完整性。

2. 纱布类

(1) 应选用有显影装置的纱布。

(2) 清点时除纱布本身外,同时检查附件,如显影线、显影条、布带等。

(3) 清点时须全层打开,检查完整性,有无夹带其他物件。

(4) 将各类纱布分别错层叠放,并指读清点。

(5) 供应数量宜以整数计算。

3. 缝针类

(1) 宜选用吸针板进行计数及收纳,摆放有序,逐一清点。

(2) 一次性包装类缝针,清点包装并检查每一包装内缝针是否与包装上数量一致。

(3) 放置于纱布片上的缝针,应显露针尖及针尾,左手托起纱布片,右手持蚊式钳,用蚊式钳头端点触缝针尾部计数。

(4) 遇有对针及多枚包装的缝针,应统一计数单位,以最小单位计数。

4. 脑棉:完全展开,检查包装纸正反面,查看有无黏附,检查棉片及牵引线完整性。依次从左到右、从右至左指读清点两遍。不同规格大小的棉片分类清点计数。

5. 针头、穿刺针：清点时应完整清点，包括穿刺针软管与针头外套。

6. 其他：橡皮头、线团、推子、棉签、纱条、花生米、橡皮筋、悬吊带等均需保留至伤口封闭后确认无误方可丢弃。

（四）注意事项

1. 清点须符合三要素：①看，指清点人员须清楚看到清点的物品、数量和总数。②读，指唱读，洗手护士须清晰说出物品的名称、数量和总数。③记，指巡回护士须将清点过的物品数清晰地记录于手术物品清点单，并且清点一项，记录一项。

2. 手术台上物品不得在手术未完成前随意挪用，掉落台下的物品应及时捡起，封闭放在固定的地方，至手术清点结束后方可丢弃；不可在手术未完成前移出手术室。

3. 手术过程中增减物品应由巡回护士供应并及时清点和准确记录于墙面清点板，并与洗手护士及手术医生核实。

4. 发生清点物品问题时，应立即请示护士长或相关负责人。

5. 带新护士上台发生问题时，由带教老师负责；新护士单独上台时，巡回护士负主要责任。

6. 术中须填入纱布、纱条或保留血管钳时，应及时告知巡回护士并记录。洗手护士在关闭体腔前提醒手术者取出清点，确保无误后记录。

7. 若遇术中发生特殊情况，有纱布或器械随患者带出，须在"手术物品清点单"备注栏和"危重抢救病历登记表"上记录物品名称、规格和数量，并由主刀医生签字。同时在手术室特殊事件登记表上记录备案。出手术室后须与病区护士进行重点交班。

8. 缝针用后及时别在针板上或放在磁性针盒内，断针要保存完整，使用中的缝针不应离开持针器，一次性缝线内包装必须保留至手术清点结束后方可丢弃。

9. 一例手术多次清点物品时要求：多切口手术，一侧手术完后常规清点，做另一侧重新清点。但前一侧用的纱布、纱垫等用袋装好放于手术间内，待手术全部结束后再处理。大腔隙手术中，包含小腔隙（例如关闭子宫腔、膈肌、膀胱、脑膜、脊髓膜等）时，洗手护士与巡回护士应共同清点纱布、缝针等。

10. 重大手术原则上洗手护士避免交接班；如遇特殊情况需换人时，交接班人须到现场当面交清所有物品，共同签名。

链接7   防止异物遗留于创口或体腔内

手术物品遗留患者体内被视为绝不该发生的手术事件，因为这类事件严重但可预防。围术期工作人员应采用一致的、标准化的方法计数所有手术敷料、器械、缝针、导丝和术中使用的其他物品，以及装置上容易脱落可能遗留于患者体内的部件。

1. 手术开始前，洗手、巡回护士与第二助手应对所需器械及敷料作全面清点，器械、物品放置有序。

2. 清点手术台上所有物品，包括器械、纱垫、大纱布、小纱布、脑棉、缝针、刀片、血管夹、器械保护套、拉钩的螺丝等。

3. 洗手护士与巡回护士、第二助手三人共同认真清点物品的数量，检查其完整性，至少清点两遍，确保数目准确无误；清点完毕后立刻由巡回护士准确记录于手术物品清点单上。

4. 随患者带入手术间的创口敷料、绷带等，以及消毒手术野所用小纱布等，应在手术开始前，全部清理出手术间。

5. 接台手术应待手术间彻底清理、消毒后才能将患者送入手术间。

6. 手术操作过程中使用器械与针具等方法正确，做到安全传递、递收及时，保持手术区周围的器械、物品整齐有序。

7. 手术过程中，所增减的敷料及器械，巡回护士应及时准确记录，手术台上已清点的纱布一般不得剪开使用，标本送冰冻检查时尽量不要使用纱布，必须剪开或送冰冻必须使用时，要与巡回护士及第二助手共同清点登记。

8. 深部手术填入的纱布垫或留置止血钳时，手术者应及时告知助手和器械护士，根据不同手术、不同部位正确使用各类手术敷料。

9. 切口内填塞止血用的纱布种类和数目，均应详细记录于手术物品清点单、麻醉记录单上。手术完毕，正式记录于手术记录内，手术医生签字，下次取出时应与记录数目核对。

10. 手术台上掉下的纱布、纱垫、器械、棉片、缝针等，均应及时捡起，放在固定地方，任何人未经巡回护士许可不得拿出室外。

11. 缝合胸、腹腔或深部创口前，巡回护士及器械护士应清点各物品,核对无误后方能缝合。缝合完毕,再次清点,防止缝合皮下组织时有断针或细小物品遗留。

12. 如物品清点有误,立即查找确认,查找无果应及时汇报并记录,按不良事件登记传报。

13. 带教时必须由带教护士负责物品清点,实习护士发生护理问题由带教教员负责。

14. 术中洗手或巡回护士交接班时必须认真清点物品,做到交不清则不交,接不清则不接。

链接8　手术患者的转运

1. 卫勤中心人员按照手术通知单去相应病区接手术患者。

2. 卫勤中心人员到达相应病区后,与病区责任护士共同核对手术患者的信息及带入手术室的手术用药、病历及物品,由责任护士填写"手术患者交接核查表",并签名。

3. 检查平车,确认安全后,将患者扶上平车卧好,途中注意观察患者情况。

4. 患者进入手术室后,按手术室管理制度进行处理。

5. 手术结束,在患者离开手术室前应电话通知病区护理站(或ICU),以便做好接收患者的准备。

6. 术后患者转运应由麻醉医生(护士)护送至病房。

7. 护送途中注意观察患者病情变化,为患者保暖、避免暴露,注意保护隐私。各种管道妥善固定,保持通畅。

8. 将患者送回病房后与病房主管医生或值班医生及责任护士详细交接,内容包括手术名称、术中和术后患者情况及麻醉后注意事项;输液、各种引流管的放置及伤口包扎情况;带回的物品、病历、影像片等。双方填写"手术患者交接核查表",确认并签名。

链接9　管道滑脱的防范措施与应急预案

管道是临床上用于治疗疾病的不可替代的重要工具,各种管道不仅用于一般疾病的诊断和治疗,而且对于抢救危重患者具有重要意义。然而在临床护理工作中,患者治疗管道滑脱的现象时有发生,对患者造成一定的伤害,甚至危及其生命。

（一）管道滑脱的防范措施

1. 各种管道须妥善固定

（1）气管插管或气管切开患者应用固定带固定并打死结（经口插管者包括对牙垫的固定）。固定带应以能伸进一指为宜。

（2）深静脉置管、桡动脉插管、漂浮导管等：高黏性透明贴膜妥善固定，定期更换贴膜，并注明更换者姓名及更换日期，建议漂浮导管采用缝针固定，如缝针、贴膜、胶布及固定带等受潮、松脱时应及时更换处理。

（3）胸管、腹腔负压引流管、脑室引流管：导管与皮肤缝合固定，另用别针或固定夹固定于胸（腹）带或床单上，避免牵拉。

2. 在为患者实施各种操作（如翻身、拍背、吸痰、更换床单、搬运等）时应先确认管道情况，确保管道安全。使用机械通气的患者，在病情允许的情况下，护理操作时尽量分离呼吸机管道，以防套管受呼吸机重力作用而脱管。操作后应全面确认管道固定情况。

3. 烦躁不安、躁动及意识障碍者，应酌情使用保护性约束工具，或根据医嘱给予镇静药物。护士应向陪护者实施告知宣教，严禁陪护者擅自解开约束工具。

4. 加强巡视，注意观察各种管道的固定、在位及通畅情况，并按专科护理要求做好护理记录。

5. 更换气管插管或套管胶布及固定带时，应两人操作，一人固定套管，一人更换。

6. 对神志清楚的患者，应宣教置管的目的、重要性及脱管的危害性，并安慰患者，特别是不能耐受气管插管或气管切开者，以取得患者的主动配合。

7. 严格执行交接班制度，交接双方应对患者的置管逐一查看是否在位、有无渗血及脱出、气管套管固定带的松紧度及气囊的充盈度等。如因交接不清出现问题，有接班者承担责任。

（二）管道滑脱的应急预案

1. 当发生管道滑脱时，护士应保持镇静，评估管道滑脱对患者带来的后果，安慰患者，避免紧张情绪，请旁边的患者或家属通知医生。

2. 胸管滑脱时应立即用无菌油纱布封闭伤口，防止气胸发生，并及时通知医生，给予相应处理。

3. 气管插管或套管意外滑脱

（1）有自主呼吸的患者发生脱管,应先加强患者的自主呼吸,辅以面罩吸氧,吸除口咽部分泌物,然后重新置管。无自主呼吸患者,如气管切开时间较长,已形成窦道者,立即更换套管重新置管。如无窦道形成,立即打开气管切开包,用血管钳撑开气管切口处,将吸痰管插入气道直接氧气吸入,挤压胸廓,给予人工通气,改善缺氧,保持气道通畅,并立即通知专科医生重新插管。

（2）重新置管后,连接呼吸机,调节氧流量至100%,维持氧饱和度96%以上。

（3）其他医护人员应迅速准备抢救物品,如患者出现心搏骤停时立即给予心脏按压。

（4）配合医生抽血查动脉血气分析,根据结果调整呼吸机参数。

（5）严密观察患者生命体征及神志、瞳孔、血氧饱和度的变化,并做好记录。

4. 胃管、造瘘管、各种引流管滑脱时应立即处理局部伤口并报告医生,评估患者病情决定是否需要重新置管,切不可盲目将管道重新插入。

5. 定时巡视,及时观察采取措施后的效果,直到病情稳定。

6. 准确、及时书写护理记录,认真交班,并立即报告护士长、总护士长。

7. 发生管道滑脱时立即报告护士长、总护士长,3天内病区组织召开护理问题分析会,分析发生原因和管理上的漏洞,吸取教训,制订整改措施,并在患者发生管道滑脱后1周内填写"护理不良事件报告表"上交护理部。

四、考核要点

1. 手术患者的转运。
2. 手术患者的术前交接。
3. 手腕识别带的相关知识。
4. 手术部位标识制度。
5. 手术安全核查流程及内容。
6. 手术患者的术后交接。
7. 管道滑脱的防范措施与应急预案。
8. 手术室差错防范制度。

9. 手术室物品清点制度。

（丁瑞芳　龚　熙）

- - - - 参考文献 - - - -

［1］羊海琴,高春燕,刘晔琦,等.护士在手术患者安全转运管理中的作用[J].解放军医院管理杂志,2014,10(21):969—970.

［2］李论,金仲品.严格实施手术室安全管理规章制度是减少护理差错事故的关键[J].当代医学,2011,17(22):12—13.

［3］张连波,韩光,常颖.手术室安全核查表在手术室安全管理中的行动干预式研究[J].中华医院感染学杂志.2011,21(22):4770—4771.

［4］丁玉辉,朱翠容,罗宇.《手术安全核查表》在手术室安全管理中的应用体会[J].四川医学,2013,34(5):759—761.

［5］黄长先.手术室安全管理制度在接送患者流程中的应用[J].检验医学与临床,2012,9(11):1387—1388.

［6］黄一乐,陈哲颖,周亚芬,等.手术部位标识执行现状调查分析[J].护理学杂志,2013,28(2):55—57.

［7］卫生部办公厅.关于印发《手术安全核查制度》的通知[R/OL].(2010 - 03 - 06).[2015 - 12 - 13].

［8］孙建华,蒋永红,邵六英.手术安全核查帽在 Time-out 核查中的应用[J].循证护理,2016,7(7):189—190.

［9］谭玉洁,朱学明.手术安全核查制度在手术不同阶段的应用效果[J].全科护理,2011,9(7B):1787—1788.

［10］邓小华.《手术安全核查表》在手术安全管理中的应用[J].全科护理,2013,11(4A):32.

［11］Hempel S, Maggard-Gibbons M, Nguyen DK, et al. Wrong-site surgery, retained surgical items, and surgical fires:a systematic review of surgical never events [J]. JAMA Surg,2015,150(8):796 - 805.

［12］赵琳,崔妙玲,彭雪娟,等.患者治疗管道滑脱的根本原因分析及对策[J].解放军护理杂志,2013,30(12):54—56.

术后出血的观察与护理

出血是外科手术后最常见、最严重的并发症之一。据报道,外科手术后出血性休克的发生率在 0.69%～1.53%,其发生过程往往非常凶险,可导致患者手术失败,甚至死亡。因此,护理人员尤其是外科术后病房的护士更应该掌握手术后出血早期征象的观察、出血的防范措施,以及发生出血后的紧急处置方案。本节将从案例相关知识、案例内容介绍、延伸知识解析、考核要点四个方面,展开术后出血观察与护理的情景模拟案例分析。

一、案例相关知识

1. 肾部分切除术后大出血的原因。
2. 术后出血的观察与护理。
3. 输血的安全核查与管理。
4. 口头医嘱的执行。

扫码观看

二、案例内容介绍

术后大出血在各外科手术病房均可能出现,本节就泌尿外科肾部分切除术后出血的观察与处置进行护理情景模拟。本案例结合护士日常工作中容易疏忽的环节,以真实的情景再现,帮助读者加深对正确处理方式的印象,易于记忆。

(一)情景模拟用物准备清单

1. 床单位及相关物品:病床、床头柜、床尾巡视卡。
2. 基础医疗物品:输液架、治疗车、治疗盘、病历夹、医疗废弃物桶、冰箱、微量注射泵、无菌治疗巾、安尔碘、输液器及针头、20 ml 空针、5 ml 空针、2 ml 空针、采血针、止血带、输液贴、棉签、紫色 5 ml EDTA 抗凝采血管、紫色 2 ml EDTA 抗凝采血管、微泵延长管、手套、集尿袋、别针皮筋、听诊器、体温计、提血箱、心电监护仪、电极片、输血单、用血通知单、血型鉴定单。

3. 抢救物品及药品：抢救车、500 ml 乳酸钠林格注射液、100 ml 生理盐水、呋塞米（速尿）、血凝酶（立止血）、血浆、红细胞悬液。

（二）场景介绍与解析

【场景1】 患者王芳，女，54 岁，因诊断为右肾占位于两天前入住泌尿外科病房 11 床。经过充分的术前准备，于昨日在全麻下行右肾部分切除术。手术时间 4 小时，术中生命体征平稳，出血 200 ml，术中无输血，现为术后第 1 日，绝对卧床。留置导管 5 根，其中吸氧管 1 根，胃管 1 根、在 50 cm 处，颈内静脉置管 1 根、在 14 cm 处，右肾窝引流管 1 根，导尿管 1 根，均在位通畅。患者生命体征、氧饱和度均在正常范围，术后给予消炎、化痰、保胃、营养治疗，伤口干燥、无渗血渗液。皮肤完整、无压红。患者突感头晕、胸闷，护士量血压值为 101/60 mmHg，观察右肾窝引流液为淡红色，量为 50 ml（图 6-1）。

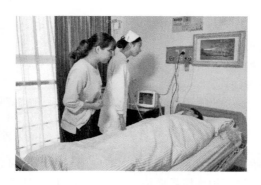

图 6-1 首次巡视病房

解析 在本场景中，低年资护士小袁获知患者"头晕、胸闷"的主诉后，安慰患者："手术刚做完，不舒服是正常的，况且这么大的手术，肯定会难受的。"护士小袁存在的不足是巡视流于形式，未采用规范的程序评估患者病情[链接1]。

【场景2】 1 小时后，小袁常规巡视病房时，家属突然发现患者右肾窝引流液量突然增多，短短 1 小时之内已经增至 400 ml[链接2]。患者大汗淋漓，小袁呼叫高年资护师，她紧急赶至床旁，测血压值为 85/45 mmHg，心率 120次/分，呼吸 28 次/分，氧饱和度 92%，尿量较 1 小时前没有增多（图 6-2）。

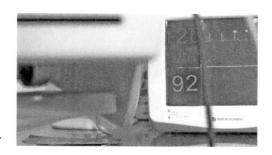

图 6-2　生命体征异常

解析　护师的处置方式：①询问病史，得知患者有高血压病史。②询问病情变化：引流液突然增多，尿量少[链接3]。③询问患者主诉：患者主诉难受、无力。④汇报值班及上级医生。该段情景模拟中护师的处理方案正确，但不应该两名护士共同离开病房去通知医生。

【场景 3】　医生查看病情，并迅速组织抢救（图 6-3），下达口头医嘱："建立第二条静脉通道，给予平衡液 500 ml 快速静脉滴注，静推 2 U 血凝酶（立止血），急查血常规，备血。生理盐水 19 ml 加 2 mg 去甲肾上腺素微泵泵入，每小时入 2 ml。"护师准确复述，经双人核对后执行。

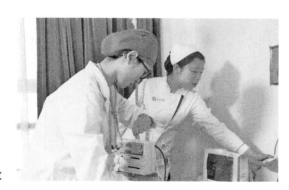

图 6-3　迅速组织抢救

解析　护师的处置方式：①严密监测生命体征，实时汇报病情变化。②配合医生抢救。③正确执行口头医嘱。④正确执行备血流程[链接4]。⑤安抚患者及家属情绪，保护患者隐私。该段情景模拟中护师的处理方案正确。

【场景 4】　完成备血，护士小袁携带用血通知单、血型鉴定单、提血箱等前往输血科提血，但未能成功提到血，沮丧地回到了病房（图 6-4）。

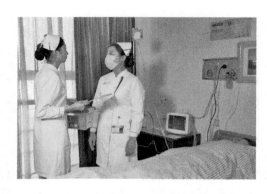

图 6-4　未能成功提到血制品

解析　护士小袁没能成功提到血,是因为她没有携带正确的物品前去提血[链接5]。护师指导小袁后,小袁带上了血库提血单和治疗巾之后,顺利取到了血。

【场景5】　护士小袁与患者核对信息后将血制品为患者输上,并将剩下的血制品放入病房冰箱中保存(图 6-5)。

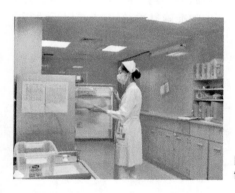

图 6-5　将未输完的血制品放入冰箱

解析　本段情景中护士小袁的处置存在以下错误:①输血前未双人核对血袋及患者的信息。②将取回来暂时未输的血放入病房冰箱保存。

正确的处理方案应该是:①输血前应由两名护士携带医嘱本及血袋至床旁核对患者信息[链接6]。②取回来的血不可放入病房冰箱保存,应尽快输完[链接7]。

【场景6】　输血后,患者主诉冷,家属叫来护士小袁,小袁安慰到:“你这个现象是正常的,房间空调温度开得也蛮低的,被子你要盖好,输完血你就会好了,放心啊。”回到护理站,小袁抱怨患者主诉太多(图 6-6)。

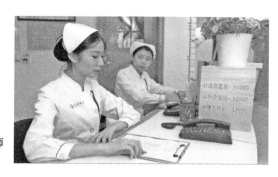

图 6-6　向高年资护师抱怨患者主诉多

解析　本段情景模拟中护士小袁的处置方式存在不足：①患者主诉冷时未分析原因。②未及时巡视患者情况。

正确的处理方案应该是：①输血过程中应该经常巡视患者情况，倾听主诉。②患者出现不良反应时应及时汇报医生。③输血不良反应有过敏、发热、溶血、循环系统负荷过重等[链接8]，发生输血反应时，应调慢或停止输血。

【场景7】　医生检查患者情况，下达口头医嘱"停止输血，并静脉注射地塞米松5 mg"。护士小袁立即执行医嘱，并将余血及输血装置丢入垃圾桶（图 6-7）。

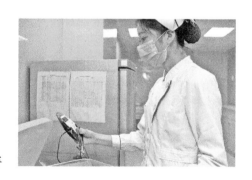

图 6-7　将血、输血器丢弃

解析　本段情景模拟中护士处置方式存在不足：①护士小袁在医生口头说出停止输血后，未再次确认，便立即执行。②直接拔除外周静脉通道，未保留治疗与抢救的静脉通道。③将剩下的血制品、输血器等直接丢入垃圾桶。

正确的处理方案应该是：①停止输血，但保留剩余血制品、血袋及输血器,以备检验。②持续监测生命体征。③更换输血器,输入 0.9% 氯化钠。④保留静脉通道,为抢救患者保住生命通道。⑤做好抢救及再次手术准备。⑥安抚患者及家属情绪。⑦认真填写输血反应记录单,并及时传报。

三、延伸知识解析

链接 1　术后病情观察要点

1. 病情观察八方面:神志意识、主诉心理、生命体征、伤口情况、输液观察、用药反应、导管引流、皮肤情况。

2. 静脉输液巡视六要素:输入是否通畅、滴速是否正确、有无液体外渗、液体余量多少、有无输液反应、有何生活需求。

链接 2　肾脏部分切除术后易大出血的原因

肾的解剖生理单位称为肾单位,每个肾约有 130 万个肾单位,每个肾单位由肾小球和肾小管组成。肾小球由肾动脉分支形成的毛细血管团组成。肾脏的血液供应来自腹主动脉分出的左、右肾动脉。肾动脉在肾门处进入肾,分出数条肾间动脉,再分支成叶间动脉、小叶间动脉,然后沿途发出入球小动脉,进入肾小体形成血管球,再汇成出球小动脉离开肾小体,之后又形成肾小管周围毛细血管网,随后集合成小叶间静脉,经各级静脉最后回到下腔静脉。

肾脏血液供应丰富。正常成人安静时每分钟约有 1 200 ml 的血液流经两侧的肾,占心排血量的 1/5~1/4。故在肾部分切除术后,肾脏存在创面,血管网受到破坏,容易大量出血。

链接 3　出血性休克的征象及观察要点

1. 出血性休克的征象

(1) 休克早期:在原发症状体征为主的情况下出现轻度兴奋征象,如意识尚清,但烦躁焦虑、精神紧张,面色、皮肤苍白,口唇甲床轻度发绀,心率加快,呼吸频率增加,出冷汗,脉搏细速,血压可骤降,也可略降,甚至正常或稍高,脉压缩小,尿量减少。

(2) 休克中期:患者烦躁,意识不清,呼吸表浅,四肢温度下降,心音低钝,脉细数而弱,血压进行性降低,可低于 50 mmHg 或测不到,脉压小于20 mmHg,皮肤湿冷发花,尿少或无尿。

(3) 休克晚期:表现为 DIC 和多器官功能衰竭。①DIC 表现。顽固性低血压,皮肤发绀或广泛出血,甲床微循环淤血,血管活性药物疗效不佳,常与器官衰竭并存。②急性呼吸功能衰竭表现。吸氧难以纠正的进行性呼吸困难,进行性低氧血症,呼吸促,发绀,肺水肿和肺顺应性降低等表现。③急性心功能衰竭表现:呼吸急促,发绀,心率加快,心音低钝,可有奔马律、心律不齐。如出现心律缓慢,面色灰暗,肢端发凉,也属心功能衰竭征象,中心静脉压及脉肺动脉楔压升高,严重者可有肺水肿表现。④急性肾功能衰竭表现:少尿或无尿、氮质血症、高血钾等水电解质和酸碱平衡紊乱。⑤其他表现:意识障碍程度反映脑供血情况。肝衰竭可出现黄疸、血胆红素增加,由于肝脏具有强大的代偿功能,肝性脑病发病率并不高。胃肠道功能紊乱常表现为腹痛、消化不良、呕血和黑便等。

术后早期出血的患者可能会发生休克,在代偿性休克时,血压往往正常,只有到失代偿性休克时,才会出现低血压。休克早期的预警信号包括:心率、血压、脉搏、皮肤、脑、肾,对这些指标的严密观察,可以帮助护士及时发现病情变化。我们归纳为"V-SBK",即:生命体征(vital signs)、皮肤(skin)、脑(brain)、肾脏(kidney)。

2. 肾部分切除术后出血观察要点:由于肾脏血运丰富,肾脏部分切除手术患者于肾脏横切面上有一个巨大的创面,由于术中止血不彻底、术后止血钛夹脱落、围术期血压控制不稳定会导致术后大出血,短时间内可能引起患者失血性休克,需要临床护士严密的病情观察,早期识别出血征象,把握抢救的最佳时机。①了解患者术后麻醉苏醒情况,意识清醒者多倾听患者主诉。②术后疼痛观察,积极镇痛。③密切关注患者生命体征及生理指标变化。④观察引流液的色、质、量,引流管是否通畅,伤口敷料渗出情况。⑤观察术侧腰腹部肿胀、饱满情况。⑥密切观察尿量及尿液颜色。

链接4 备血的正确流程

1. 接到输血申请单时,必须核对床号、姓名、性别、住院号。贴在空试管上的联号标签,必须填写患者姓名、床号、病区。

2. 抽血:必须由 2 名护士(或采血护士、值班医生)共同持输血申请单和贴好标签的试管,当面核对患者床号、姓名、性别、年龄、住院号、科室、血型（未行血型鉴定者同时送检血型鉴定）和诊断后方可采血。执行者和核对者同时在输血申请单反面和医嘱本上以"核对者/执行者"的格式签全名。同时有两名以上患者需要备血，必须逐一分别采集血标本，禁止同时采集两位患者的血标本，以防差错。

3. 由医护人员或专门人员将受血者血样与输血申请单送交输血科（血库）并双方核对。

4. 确定备血是否成功。若该患者血型无库存血，需通知家属献血并落实。

链接5　取血的注意事项

1. 配血合格后，由医护人员到输血科取血，实习生不能单独取血。

2. 如患者为首次输血，取血时必须携带病历和"血库提血单"及"用血通知单"；如患者是再次输血，还必须携带"血型鉴定报告单"。取血护士与血库人员双方交接核对：①交叉配血报告单：受血者床号、姓名、性别、年龄、住院号、科室/门急诊号、血型（包括 Rh 因子）、血液成分、血量、有无凝集反应。②核对血袋标签：献血者条形码编号（或血袋号）、血型（包括 Rh 因子）、血液有效期。③检查血袋有无破损渗漏，血袋内血液有无溶血及凝块。核对无误后双方共同签字。一人不得同时提取两名受血者的血。

3. 凡血袋有下列情形之一的，一律不得取回：①标签破损、字迹不清。②血袋有破损、漏血。③血液中有明显凝块；血浆呈乳糜状或暗灰色。④血浆中有明显气泡、絮状物或粗大颗粒。⑤未摇动时血浆层与红细胞的界面不清或交界面上出现溶血。⑥红细胞层呈紫红色。⑦过期或其他须查证的情况。血液取回后不得退回。

4. 血液领回病房后，在护士站由两名医护人员共同核对交叉配血报告单及血袋标签各项信息（同取血），检查血袋有无破损渗漏，血袋内血液有无溶血及凝块。核对无误后方可输血。

5. 取回的血应尽快输用，不得自行储存于病区普通冰箱中。

链接6　输血的安全核查

1. 输血时，必须由两名医护人员携带病历至床旁，再次核对患者床号、姓名、性别、年龄、住院号、科室/门急诊号、血型（包括 Rh 因子）等，检查血液种类、血量、有效期、质量及输血装置是否完好，用符合标准的输血器进行输血。

2. 输用前将血袋内的成分轻轻混匀，避免剧烈震荡。输入的血液内不得加入其他药物，如钙剂、酸性或碱性药物、高渗或低渗溶液，以防止血液变质。输血前、后静脉滴注生理盐水冲洗管道，连续输用不同供血者的血液时，两袋血之间用生理盐水冲洗输血管道。

3. 输血过程中应先慢后快，再根据病情和年龄调整输注速度。开始输血时应观察 15 分钟后再离开患者，输血的全过程应严密观察患者有无输血不良反应。

4. 疑为溶血性或细菌污染性输血反应，应立即停止输血，用静脉注射生理盐水维持静脉通路，及时报告上级医师，积极治疗抢救。

5. 输血完毕，在医嘱本上、血型鉴定单反面以核对者/输血者的格式，双签名。并将化验单粘贴在病历中。及时将血袋送至血库低温保存24 小时。

6. 医护人员对有输血反应的应逐项填写患者输血反应报告单，并返还输血科。

链接 7　血制品保存的管理规定

根据中华人民共和国国务令（第 208 号）——《血液制品管理条例》相关规定，取回的血应尽快输用，不得自行贮存于病区普通冰箱内。输血前将血袋内的成分轻轻混匀，避免剧烈震荡。从体血到输血必须由一人负责到底，中间不得转手。血液内不得加入其他药物，如需稀释只能用静脉注射生理盐水。输血前后用静脉注射生理盐水冲洗输血管道。连续输用不同供血者的血液时，前一袋血输完后，用静脉注射生理盐水冲洗输血器，再接下一袋血，继续输注。血液发出后不得退回。

链接 8　常见输血反应的观察

见表 6-1。

表 6-1　常见输血反应的观察

常见输血反应	发生原因	临床表现	预防措施	处理措施
发热反应	1. 多由致热源引起 2. 多次输血发生免疫反应 3. 输血时未严格无菌，造成污染	1. 发生于输血中或输血后1~2小时内 2. 发冷、寒战，继之高热，可达38~41℃，伴皮肤潮红、头痛、恶心、呕吐、肌肉酸痛 3. 一般不伴有血压下降 4. 发热持续时间不等，缓解后体温降至正常	1. 严格管理血库保养液和输血用具，有效预防致热源 2. 严格无菌操作	1. 反应轻：减慢速度 2. 反应重：立即停止输血，密切观察生命体征，对症处理，通知医生 3. 必要时遵医嘱予解热镇痛药、抗过敏药 4. 将输血器、剩余血、贮血袋一并送检
过敏反应	1. 患者为过敏体质 2. 输入的血液中有致敏物质 3. 多次输血产生过敏性抗体 4. 供血者血液中的变态反应性抗体随血液传给受血者	1. 多发生于后期或即将结束时 2. 轻度：皮肤瘙痒，局部或全身出现荨麻疹 3. 中度：血管神经性水肿，多于颜面部，眼睑、口唇、喉水肿 4. 重度：过敏性休克	1. 正确管理血液和血制品 2. 选用无过敏史的供血者 3. 供血者采血前4小时不宜吃高蛋白质、高脂肪食物，宜清淡饮食或饮糖水 4. 有过敏史的患者，输血前予抗过敏药物	1. 轻度：减慢速度，予抗过敏药物 2. 中重度：立即停止输血，通知医生，立即肌内注射肾上腺素1ml、静脉滴注抗过敏药物 3. 呼吸困难者予吸氧 4. 喉头水肿予气管切开 5. 循环衰竭予抗休克治疗 6. 监测生命体征变化

续 表

常见输血反应		发生原因	临床表现	预防措施	处理措施
溶血反应	血管内	输入异型或变质血液	轻重不一,三个阶段 1. 阻塞部分小血管:头部胀痛,面部潮红,恶心、呕吐,心前区压迫感,四肢麻木,腰背部剧烈疼痛等 2. 凝集的红细胞溶解:黄疸、血红蛋白尿(酱油色),寒战高热,呼吸困难,发绀,血压下降 3. 肾小管阻塞,急性肾衰:少尿或无尿,管型尿、蛋白尿、高钾血症、酸中毒,严重者死亡	1. 认真做好血型鉴定、交叉配血试验 2. 输血前认真核对 3. 严格遵守血液保存规则	1. 立即停止输血,通知医生 2. 吸氧,静脉通路,遵医嘱予升压药或其他药 3. 将剩余血、患者血标本、尿标本送检 4. 双侧腰部封闭,热敷肾区 5. 碱化尿液 6. 严密观察生命体征、尿量 7. 抗休克治疗 8. 心理护理
	血管外	Rh 系统内抗体引起	1. 输血后几小时至几天发生 2. 轻度发热伴乏力、胆红素升高		查明原因,避免再次输血
与大量输血有关的反应	循环负荷过重	1. 速度过快 2. 原有心肺功能不良	1. 突然出现呼吸困难,胸闷,咳嗽,咯粉红色泡沫痰	严密观察,控制液速、量	1. 立即停止输血,通知医生,紧急处理

常见输血反应	发生原因	临床表现	预防措施	处理措施
与大量输血有关的反应		2. 满肺湿啰音,心率快、律不齐		2. 端坐位,双腿下垂,安慰患者 3. 高流量吸氧,6～8 L/min,20%～30%乙醇湿化 4. 予镇静、平喘、强心、利尿、扩血管药物 5. 必要时四肢轮扎
	出血倾向	1. 长期反复输血 2. 超过患者原血液总量 3. 输入库存血	1. 皮肤黏膜淤斑 2. 穿刺部位大块淤血 3. 手术伤口渗血		1. 短时间输入大量库存血时,密切观察意识、血压、脉搏、皮肤黏膜伤口有无出血 2. 严格掌握输血量 3. 补充某些凝
	枸橼酸钠中毒	大量输血时枸橼酸钠进入体内,患者肝功受损时其排出受阻,与游离钙结合	1. 手足抽搐,血压下降 2. 心率缓慢,Q-T间期延长,甚至心搏骤停		每输库存血1 000 ml,静脉注射10%葡萄糖酸钙10 ml,预防低血钙
其他	空气栓塞、细菌污染反应、体温过低、通过输血传染各种疾病等		严格把握采血、贮血、输血操作各个环节是预防输血反应的关键	

四、考核要点

1. 肾部分切除术后出血的原因。
2. 病情观察与输液巡视的内容。
3. 执行口头医嘱的流程。
4. 休克患者的观察及护理要点。
5. 进行输血操作时，护士应做到的"三查十对"。
6. 护士在输血前，应从哪些方面确定血制品可以使用？
7. 输血反应的处理与报告流程。

（曹　洁　陆小英　郭先娟）

- - - - 参考文献 - - - -

［1］王全立. 中国的输血安全管理[J]. 中国输血杂志,2009,22(9)：705—709.

［2］林琼琳,郑全荣,徐晶心,等. 医院输血科加强输血管理——确保输血安全[J]. 中国输血杂志,2011,24(3)：249—250.

［3］黄吉炜,孔文,陈勇辉,等. 开放性肾部分切除术后出血的危险因素分析及临床处理[J]. 中国泌尿外科杂志,2013,34(9)：649—650.

［4］张建平,刘宇军,林宗明,等. 肾部分切除术后迟发性出血的治疗及其高危因素分析[J]. 泌尿外科杂志(电子版),2015,7(3)：36—39.

［5］黄吉炜,孔文,等. 开放性肾部分切除术后出血的危险因素分析临床处理[J]. 中华泌尿外科杂志,2013,34(9)：640—652.

［6］王杭,王国民,郭剑明,等. 肾部分切除事后迟发性出血原因分析及防治[J]. 中华泌尿外科杂志,2010,31(9)：585—587.

［7］陈泽惠,蔡国斌,张芸. 输血申请审批与输血病历核查对临床合理用血的促进[J]. 检验医学与临床,2013,10(2)：204—205.

［8］陈泽惠,蔡国斌,张芸. 输血申请审批与输血病历核查对自体输血的促进[J]. 临床血液学杂志,2014,27(6)：503—504.

［9］沈洁,解荣云,刘光洋. 输血不良反应的护理干预[J]. 中国医药导刊,2016,18(1)：99—100.

［10］张正芳. 输血标准流程在重症监护室患者临床输血护理中的应用[J]. 临床血液学杂志,2014,2：117—119.

［11］虞建华. 经皮肾镜取石术后并发大出血的护理[J]. 中华实用护理杂志,2010,10：37—38.

发生药物过敏反应的观察与护理

　　随着社会经济的发展和人类生活水平的提高,人们对养生、保健、防病、治病的意识也在提高,因此,药物的应用也越来越广,药物不良反应的发生率也在逐年增高,而过敏反应就是其中发生率较高的一种。药物过敏反应可发生在用药瞬间、用药后数小时或几天,轻则会发生药热、皮疹、血管神经性水肿、哮喘、胸闷、呼吸困难、恶心、呕吐等,重则还会损害肝脏、肾脏、大脑,特别是过敏性休克可危及生命。因此临床医生在用药前一定要详细询问患者的过敏史,行过敏试验。在临床工作中,护士要配合医生做好预防措施,一旦患者出现药物过敏反应,要及时发现、准确判断,并做出迅速、有效的紧急救治与配合。本节将从案例相关知识、案例内容介绍、延伸知识解析、考核要点四个方面,展开发生药物过敏反应的观察与护理的情景模拟案例分析。

一、案例相关知识

　　1. 过敏反应的临床表现及处置。

　　2. 口头医嘱的执行。

　　3. 危急值管理制度。

　　4. 交接班管理制度。

扫码观看

二、案例内容介绍

　　药物过敏反应在各病房均可能出现,本节就耳鼻喉科一位慢性扁桃体炎患者在输入头孢西丁钠后出现过敏反应的观察与处置进行护理情景分析。本案例结合护士日常工作中容易疏忽的环节,以真实的情景再现,帮助读者加深对正确处理方式的印象,易于记忆。

(一) 情景模拟用物准备清单

　　1. 床单位及相关物品:病床、床头柜、床尾巡视卡。

2. 基础医疗物品：输液架、治疗车、治疗盘、病历夹、医疗废弃物桶、无菌治疗巾、安尔碘、输液器及针头、20 ml 空针、5 ml 空针、2 ml 空针、动脉血气针、静脉留置针、止血带、输液贴、棉签、听诊器、手电筒、体温计、心电监护仪、电极片、氧气装置、吸氧管、危急值登记本、血气报告单。

3. 抢救物品及药品：抢救车、500 ml 乳酸钠林格注射液、500 ml 生理盐水、250 ml 碳酸氢钠、10 mg 地塞米松、1 mg 肾上腺素。

（二）场景介绍与解析

【场景1】　50 床，张英，女，20 岁，因反复发热伴咽痛半年，门诊拟"慢性扁桃体炎"于 2017 - 05 - 08 收治入科，来院时体温 36.2 ℃，脉搏 78 次/分，呼吸 18 次/分，血压 110/70 mmHg。入院后医生下达医嘱生理盐水 250 ml＋头孢西丁钠 3 g 静脉滴注，遵医嘱给予先锋霉素皮试，结果为阴性。下午 14:00 护士为患者进行静脉输液（图 7 - 1），液体输入 10 分钟后，患者主诉胸口有点闷，颈部、手臂出现散在红疹。护士小朱立刻汇报医生。

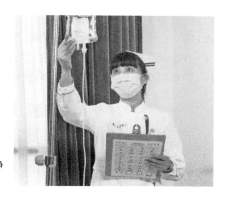

图 7 - 1　为患者进行静脉输液

解析　在本场景中，护士小朱得知患者胸闷、身体出现散在红疹的主诉后，没有冷静地做出正确的判断及处置，而是慌张地通知医生。正确处理方案：护士应查看患者的症状及输入的液体后，初步判断患者是出现了药物过敏反应[链接1]，立即停止或更换液体，安慰患者，同时报告医生。

【场景2】　护士小邵将抢救车推至病房，协助测量生命体征。医生赶到病房后，护士小朱向医生汇报患者的病情变化及当前生命体征。医生询问、查看患者后（图 7 - 2），下达医嘱：更换液体和输液器，给予生理盐水 500 ml 静脉滴注，接心电监护，持续吸氧 3 L/min。

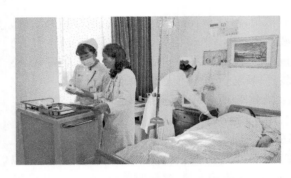

图 7-2　核对剩余液体

解析　本段情景模拟中护士处置方式：①监测患者生命体征。②向医生汇报患者出现的病情变化及当前生命体征。③遵医嘱更换液体和输液器，并保留残余药液及输液器[链接2]。④遵医嘱予地塞米松 10 mg 静推，吸氧 3 L/min。该段情景模拟中护士的处理方案正确。

【场景3】　患者症状加重，神志淡漠、四肢湿冷，心率 120 次/分，呼吸 24 次/分，血压 66/42 mmHg，氧饱和度 92%。医生查看病情，并迅速组织抢救(图 7-3)。医生下达口头医嘱："盐酸肾上腺素 1 mg 静推，氧流量调至 4 L/min，建立第二条静脉通道，生理盐水 500 ml＋多巴胺 60 mg 静脉滴注，抽动脉血气分析。"护士准确复述，经双人核对后执行。

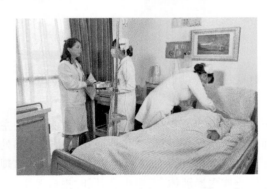

图 7-3　迅速组织抢救

解析　护士的处置方式：①严密监测生命体征，实时汇报病情变化。②配合医生抢救。③正确执行口头医嘱。④正确抽取动脉血气。⑤安抚患者及家属情绪，保护患者隐私。该段情景模拟中护士的处理方案正确。

【场景4】　20 分钟后，检验科电话至病区，报告危急值(图 7-4)，50 床，张英，乳酸 9 mmol/L，办公班护士小姜立刻挂断电话跑去告知医生。

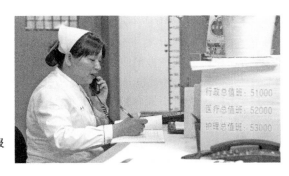

图 7-4 接听危急值报告

解析 本段情景中护士小姜的处置存在以下错误：①护士小姜接到危急值后，没有进行复述，没有询问检验科人员的姓名和电话，也没有告知对方自己的姓名。②护士小姜将危急值报告医生，没有携带危急值本，没有请医生签名确认。

正确处置：①接到检验科报告危急值的电话，应复述一遍进行确认，互报姓名和电话，逐项进行记录。②危急值做好登记后，应在 10 分钟内报告医生，并请医生在危急值本上签名、签时间[链接3]。

【场景 5】 医生下达口头医嘱：氧流量调至 6 L/min，碳酸氢钠 250 ml 快速滴注。护士小朱遵医嘱进行处置。30 分钟后碳酸氢钠快速滴完，医生再次下达口头医嘱：给予 500 ml 乳酸钠林格注射液继续静滴。护士小朱给予监测生命体征，心率 96 次/分，呼吸 18 次/分，血压 112/66 mmHg，氧饱和度 98%。医生下达医嘱：复查动脉血气，氧流量调至 2 L/min（图 7-5），停用多巴胺，停用一路静脉通路。动脉血气结果显示正常，患者病情稳定。

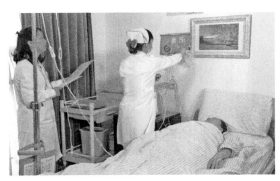

图 7-5 调节氧流量

解析　本段情景中护士小朱的处置存在以下错误：①调节氧流量未将鼻导管取下。②医生要求碳酸氢钠快速滴注，但是小朱调节的滴数为70滴/分。正确的处理方案应该是：①调节氧流量时要先取下鼻导管，再调节^[链接4]。②碳酸氢钠快速滴注，滴速至少要调整至100滴/分以上。

【场景6】　护士小朱向护士长汇报患者情况（图7-6），护士长逐级上报，护士小朱填写输液反应报告单，补写护理记录单，做好药物阳性的相应处置。

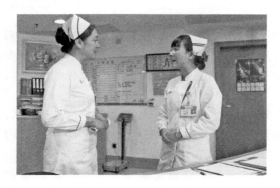

图7-6　汇报患者病情

解析　本段情景模拟中护士小朱的处置方式：①护士小朱按时进行逐级汇报。②正确填写输液反应报告单。③详细、客观、正确补写护理记录单。④正确处置药物阳性标记。该段情景模拟中护士的处理方案正确。

【场景7】　16：00护士小朱、晚班护士小胡、护士长进病房进行床旁交接班（图7-7）。护士小朱与晚班护士小胡进行逐项交接。

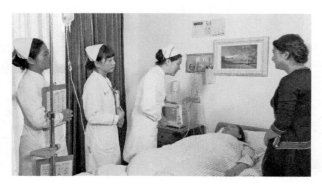

图7-7　床旁交接班

　　解析　本段情景模拟中护士处置方式存在不足：①护士小朱未询问患者目前的主诉[链接5]。②晚班护士小胡未向患者及家属做自我介绍。③护士小朱与晚班护士小胡交接皮肤时未拉隔帘，未保护患者隐私。

　　正确的处理方案应该是：①护士小朱交班前应先了解患者目前的不适主诉，后行交接班。②晚班护士小胡应主动向患者及家属做自我介绍，并再次做好健康指导及承诺。③交接患者皮肤时，应拉好隔帘，注意保护患者的隐私。

三、延伸知识解析

链接1　药物过敏反应的临床表现

　　药物经口服、注射、灌肠或其他途径进入机体，引起一种特殊的全身性反应。主要表现有：

　　1. 皮肤过敏反应：皮肤瘙痒、荨麻疹、皮丘疹，严重者可发生剥脱性皮炎。

　　2. 呼吸过敏反应：可引起哮喘或促发原有的哮喘发作。呼吸道阻塞症状，由喉头水肿和肺水肿引起，表现为胸闷、气促、呼吸困难、发绀。

　　3. 循环衰竭症状：由于周围血管扩张，导致循环血量不足，表现为面色苍白，全身出冷汗，脉弱，血压下降，烦躁不安。其他药物反应有的可能引起暂时性血压偏高。

　　4. 中枢神经系统症状：因脑组织缺氧所致，表现为头晕、抽搐、大小便失禁等。

　　5. 消化系统过敏反应：可引起过敏性紫癜，以腹痛和便血为主要症状。

　　6. 体温升高、胃肠道不适、恶心、呕吐、浑身无力、怕光等。

链接2　发生药物过敏反应的应急处置

　　1. 立即停药，更换液体与输液装置，保持输液通道畅通。

　　2. 监测血压与脉搏并记录。

　　3. 立即报告医生与护士长，积极寻找过敏药物。

　　4. 根据医嘱对因对症处理，使用地塞米松、抗组胺类药物等。

　　5. 出现过敏性休克者立即给予以下措施：

　　(1) 立即平卧，0.1%盐酸肾上腺素 0.5～1 mg 肌内或皮下注射，如症状不缓解,可每隔 30 分钟再皮下或静脉注射 0.5 mg,直至脱离危险期。

(2)吸氧。呼吸抑制时,应立即进行人工呼吸,并可遵医嘱使用尼可刹米等呼吸兴奋剂,必要时,立即准备气管插管或配合实施气管切开术。

(3)及时准备用药,遵医嘱给予地塞米松、血管活性药、抗组胺类、纠正酸中毒等药物。

(4)心搏骤停时立即行心肺复苏。

(5)密切观察病情变化,必要时入监护室监护,患者未脱离危险前不宜搬动。

(6)做好抢救记录,重点交班。

链接3　危急值记录管理制度

1. 为了防止延误救治,医技科室在对患者检查或检测标本时遇到"危急值"应及时复核一次,如两次复查结果相同,且确认仪器设备正常,标本采集、运送无误,方可将报告报至临床科室。

2. 医技科室首先要将"危急值"内容记录在科室的"危急值记录本"上,再立即电话告知患者所在科室的医务人员。医技科室打电话接通后先告知对方自己的科室和姓名,再询问接听者的科室和姓名,再将危急值读给对方,听对方复述一遍,确定无误,通话完毕;如有错误及时纠正。认真做好记录,内容包括:日期、患者姓名、住院号、病区床号、检查项目、检查结果、复查结果、接听者姓名、接听时间(记录到分钟)、报告人姓名。

3. 接听电话者,首先在"危急值记录本"上记录来电者科室和姓名,再告知对方自己的科室和姓名。将危急值内容记录后向来电者复读一遍,对方确认正确,通话结束。

4. 临床科室"危急值记录本"记录内容包括:日期、患者姓名、住院号、病区床号、检查项目、检查结果、接听者姓名、接听时间(记录到分钟)、报告人姓名、科室报告医生时间、医生确认签名的内容。

5. "危急值"接听者在 10 分钟内报告患者的主管医师或当日值班医师,并请医师在"危急值记录本"上签名确认。

6. 医师接获"危急值"报告后,应根据该患者的病情,结合"危急值"的报告结果,对该患者的病情做进一步了解,对"危急值"报告进行分析和评估。对进一步抢救的治疗措施(如用药、手术、会诊、转诊或转院等)做出决定；并在病程记录中详细记录报告结果、分析、处理情况、处理时间（记录到分钟）；若为住院医师，向上级医师报告的内容、查房情况等。

7. 门急诊患者的危急值结果由门急诊预检总台护士负责接获与汇报。

8. "危急值记录本"应作为每日交班的内容之一。

9. "危急值记录本"页码完整，项目齐全，不得涂改。如需涂改必须采用在涂改处画 2 个横杠标识，并必须在涂改处边上签名确认；不可用涂改液等涂改。

10. 医教部、护理部定期检查"危急值记录本"的质量。

11. 危急值的项目应进行定期的维护

（1）临床科室如对危急值标准有修改要求，或申请新增危急值项目，可将要求书面成文，经科主任签字后交医疗科，由医院医疗质量管理委员会组织临床专家讨论确认。医技科室按确认的内容进行修改并执行。

（2）如遇科室间标准、要求不统一，提交医院医疗质量管理委员会组织临床专家讨论确定。

链接 4　氧气吸入技术操作规范

1. 评估患者病情、呼吸状态、缺氧程度、鼻腔情况。

2. 告知患者安全用氧的重要性，做好四防，即防震、防火、防热、防油。告知患者不能自行调节氧流量。

3. 根据评估结果，选择合适的氧疗方法。

（1）鼻导管或鼻塞：适用于低氧流量吸氧、有二氧化碳潴留的患者。

（2）面罩：①普通面罩：适用于高流量吸氧、无二氧化碳潴留的患者。②储氧面罩：可以提供较高的吸氧浓度。③Venturi（文丘里）面罩：可以提供控制性氧治疗。

（3）氧气帐或头罩：主要适用于儿童。

4. 遵医嘱根据病情调节合适的氧流量。

5. 使用氧气时，应先调节氧流量后应用。停用氧气时，应先拔出导管，再关闭氧气开关。

6. 密切观察患者氧气治疗的效果。

7. 严格遵守操作规程，注意用氧安全。

链接5　SBAR模式的交接班内容

1. S：Situation 现状，包括报告者自我介绍，患者床号和姓名、目前存在的问题。

2. B：Background 背景，包括患者入院原因、日期、诊断，相关的既往史、过敏史、实验室检查及其他诊断结果，目前主要的治疗护理措施以及使用的药物。

3. A：Assessment 评估，包括患者的生命体征、异常临床表现、异常加床检验结果、患者的心理状态、对存在问题的评估、观察要点。

4. R：Recommendation 建议，包括已采取的护理措施、对问题处理的建议以及需要得到的帮助或指示。

四、考核要点

1. 药物过敏反应的临床表现。
2. 发生药物过敏反应的应急处置措施。
3. 执行口头医嘱的流程。
4. 危急值报告制度工作流程。
5. 氧气吸入技术注意事项。
6. SBAR 模式交接班内容。

（周蓉珏　周雅梅）

- - - - 参考文献 - - - -

［1］汪安稳.361 例药物过敏反应病例报道的文献分析[J].药物流行病学杂志，1997，4：211—215.

［2］杨银玉，魏丰萍.药物过敏反应风险管理预案的应用[J].东南国防医药，2008，10(5)：333.

［3］谢环英，张建忠，陈海英，等.急诊抢救药物过敏性休克20例临床分析[J].中外医学研究，2015，14：119—120.

［4］张欣.急性药物过敏反应的抢救对策及护理方法[J].实用药物与临床，2016，19(1)：89—91.

［5］廖莉，文香，李芹.76 例药物过敏性休克临床分析[J].重庆医学，2013，42(12)：1355—1356.

［6］张俊艳,何颖,陈惠芳,等.我院289例药物过敏反应分析[J].中国药房,2015,8：1082—1084.

［7］朱肖,毛平.SBAR沟通模式在护理工作中的应用现状与展望[J].中国护理管理,2017,17(5)：712—716.

［8］张悦.个性化SBAR沟通模式在耳鼻喉科术后患者交接班中的应用[J].心理医生,2017,23(13).

［9］耿君,彭皓,王雪娟,等.SBAR标准化沟通模式在护理领域中的应用现状[J].当代护士旬刊,2017,6.

癌痛的评估与规范化护理

　　癌症不仅是全世界也是我国的主要慢性疾病之一。有研究显示在癌症患者中约有 1/3 的患者遭受中重度疼痛，到晚期阶段有 64%～75% 的患者伴随疼痛症状。在这些患者中有 31%～65% 的患者其疼痛未得到有效控制，严重影响其生活质量。有学者指出，通过有效的癌痛管理，90% 的癌症患者其症状可以得到控制，因此控制疼痛、改善患者生活质量成为大家关注的问题。1986 年，世界卫生组织（WHO）颁布了《癌痛治疗指南》，为癌痛规范治疗提供了依据。我国 1990 年由国家卫生部支持，WHO 和卫生部肿瘤防治研究办公室共同组织在广州召开了"全国性的癌症疼痛与姑息治疗研讨会"，这次研讨会后，卫生部下发了《关于我国开展癌症患者三阶梯止痛治疗》的通知。1992 年，卫生部药政局又组织起草了《癌症患者三阶梯止痛治疗临床指导原则》。2011 年卫生部在全国范围内开展创建"癌痛规范化治疗示范病房"（good pain management ward，GPM）活动。其目的是全面推广癌痛规范化治疗理念和方法，提高医护人员癌痛规范化治疗水平，提高患者对癌痛的认知度和用药依从性，保障麻醉药和精神药品的临床合理运用。癌痛患者规范化诊治的关键是通过多学科团队密切合作，真正做到治疗效果最大化，副作用最小化，尽可能提高患者的舒适度，改善患者功能，保证用药安全。护士是其中不容忽视的重要组成部分。本节将从案例相关知识、案例内容介绍、延伸知识解析、考核要点四个方面，展开疼痛规范化护理情景模拟案例分析。

一、案例相关知识

　　1. 疼痛评估的原则。

　　2. 麻醉药品的管理。

　　3. 癌痛药物止痛治疗的五项基本原则。

　　4. 疼痛治疗的观察记录。

5. 疼痛护理健康教育。

6. 疼痛护理的操作流程。

7. 疼痛护理随访。

二、案例内容介绍

本案例以"循证护理"为引导线,将疼痛规范化护理过程中护士必须掌握的要点知识和容易出现的误区进行真实的情景再现,充分展现了在实际临床工作中如何通过循证,将癌痛管理指南和癌症疼痛诊疗规范等指导性理论运用于实践。让读者有一种身临其境的体验感,有利于相关知识的牢固掌握,并在实践中灵活应用。

(一)情景模拟用物准备清单

1. 床单位及相关物品:病床、床头柜、床头牌、等级护理标识、饮食标识、疼痛规范化护理标识,床尾巡视卡。

2. 基础医疗物品:治疗车、病历夹、麻药存放保险柜、疼痛护理评估单、口服羟考酮缓释片、患者手腕识别单、口服药单、麻醉药登记本、护理排班表、长海痛尺、无痛之家微信群、听诊器。

(二)场景介绍与解析

病史介绍:王萌,女,23岁,诊断:肺癌伴骨转移。2017年5月5日患者主诉腰背部持续酸痛1月余,疼痛程度评分6分,自行服用非甾体类止痛药物,效果不佳。因疼痛控制不佳,患者情绪焦躁。入院后,医生采用药物滴定,最终给予羟考酮缓释片20 mg口服,12小时1次。出院时疼痛程度评分0分,无药物不良反应发生。2017年5月23日患者因定期化疗再次入院时,维持羟考酮缓释片20 mg口服,12小时1次,疼痛程度评分0分,未发生不良反应,患者情绪良好。

解析　入院2小时内对患者进行入院评估采用:"长海医院入院评估单""长海医院疼痛护理评估单""长海医院疼痛护理记录单",在病史介绍中呈现了疼痛评估的全面性[链接1],即在患者入院后进行全面评估,包括评估疼痛性质、部位、程度及治疗情况外,还要评估患者的社会、精神和心理状态。

【场景1】　晨7:45分,责任护士准备为51床癌痛规范化治疗患者王萌发口服止痛药时,请一名护士和她一起打开保险柜拿去强阿片类止痛药,并双人核对(图8-1)。

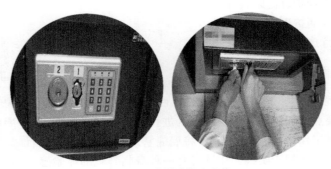

图 8-1　取阿片类止痛药

　　解析　护士的处置方式：①麻醉钥匙由两名护士随身携带。②两名护士同时开启保险柜。③两名护士共同核对相关信息。④按时给药。该段情景通过责任护士取药过程的演示向大家展示了麻醉药品的管理[链接2]与普通药物管理相比较有其特殊性，以及癌痛患者止痛药物给药的基本原则[链接3]。

　　【**场景2**】　晨9:45分，疼痛专科护士张培，按计划对 N1 级护士进行疼痛护理掌握程度床边督察（图 8-2）。

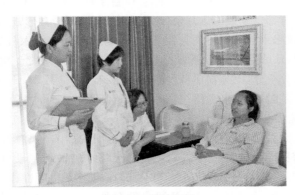

图 8-2　床边督察

　　解析　护师的处置方式：①疼痛专科护士通过提问让责任护士对疼痛的定义[链接4]有了新的认识。②责任护士对患者的疼痛进行再评估。③疼痛专科护士对患者再次进行健康宣教[链接5]。④疼痛专科护士指导责任护士做好用药后不良反应的观察[链接6]。该段情景模拟中以疼痛专科护士督察的方式重新诠释了疼痛的定义,同时引出了2016版《NCCN成人癌痛指南》对于评估的新要求[链接7],也告诉我们对患者宣教不到位会导致患者疼痛治疗的依从性差,从而影响患者的生活质量。另外作为肿瘤专科护士要充分认识到疼痛管理中,不良反应的防治是非常重要的部分。

【场景3】　患者王萌因自行调节剂量导致止痛效果不佳,出现暴发性疼痛(图8-3),责任护士再次评估,通知医生,排除急腹症后给予即释吗啡片口服。

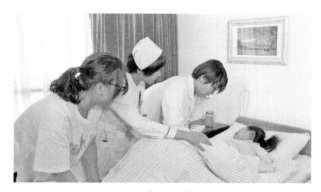

图8-3　患者出现暴发性疼痛

解析　护士的处置方式:①再次评估。②通知医生。③安慰患者及家属。④遵医嘱给药。该段情景模拟中体现全面、量化、动态的评估原则,当患者出现疼痛时护士必须进行再次评估疼痛程度、性质变化情况,当出现暴发性疼痛时要评估其发作情况、疼痛减轻及加重因素,还应当鉴别疼痛暴发性发作的原因,例如需要特殊处理的病理性骨折、脑转移、感染以及肠梗阻等急症所致的疼痛。

【场景4】　即释吗啡口服1小时后,责任护士对患者进行疼痛评估及文书的记录(图8-4)。

解析　护士处置方式:①服药后按给药途径进行疗效评估。②及时记录[链接8]。该段情景模拟中展示了护士在实施药物治疗后能够按照要求进行疗效评估并及时进行护理文书的记录。但是在记录过程中护士忽视

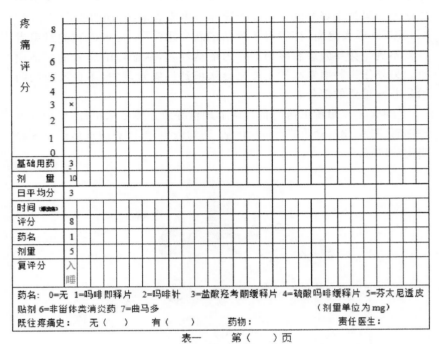

药名: 0=无 1=吗啡即释片 2=吗啡针 3=盐酸羟考酮缓释片 4=硫酸吗啡缓释片 5=芬太尼透皮
贴剂 6=非甾体类消炎药 7=曲马多   (剂量单位为 mg)
既往疼痛史: 无(   )   有(   )   药物: 责任医生:
表一   第(   )页

图 8-4 疼痛评估与记录

了一个问题:疼痛是患者的主观感受而不是其他人(包括医护工作者)的感受,因此当患者入睡的状态下不可代替患者记录疼痛评估分值,只能描述患者的目前状态。

【场景5】 责任护士描述疼痛护理操作流程,见图 8-5。

解析   本段情景模拟中通过疼痛专科护士对责任护士的现场检查,来了解责任护士对于疼痛护理是否按照疼痛护理操作流程规范进行。整个护理操作流程也充分展示了疼痛管理的"4A"目标[链接9],其目的是在提高患者的舒适度、改善功能的同时,还要确保安全。

【场景6】 指导患者家属加入微信群(图 8-6),便于出院后对患者的疼痛治疗进行指导和管理。

解析   本段情景模拟中展现对患者出院后的延伸护理,采用微信群为载体对患者进行随访和居家护理[链接10],以此来实现对患者从入院—出

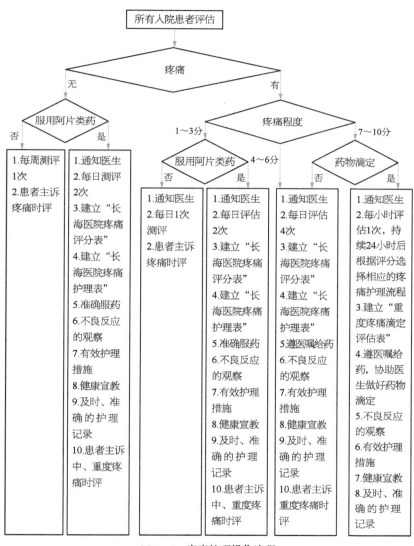

图 8-5　**疼痛护理操作流程**

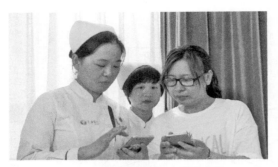

图 8-6　建立微信群——无痛之家

院—入院的闭环式无缝隙的全程管理,让患者达到无痛生活,提高患者的舒适度。

三、延伸知识解析

链接 1　癌痛评估是合理、有效进行止痛治疗的前提

癌症疼痛评估应当遵循"常规、量化、全面、动态"评估的原则。

(一) 常规评估原则

癌痛常规评估是指医护人员主动询问癌症患者有无疼痛,常规评估疼痛病情,并进行相应的病历记录,应当在患者入院后 8 小时内完成。对于有疼痛症状的癌症患者,应当将疼痛评估列入护理常规监测和记录的内容。疼痛常规评估应当鉴别疼痛暴发性发作的原因,例如需要特殊处理的病理性骨折、脑转移、感染以及肠梗阻等急症所致的疼痛。

(二) 量化评估原则

癌痛量化评估是指使用疼痛程度评估量表等量化标准来评估患者疼痛主观感受程度,需要患者密切配合。量化评估疼痛时,应当重点评估最近 24 小时内患者最严重和最轻的疼痛程度,以及通常情况的疼痛程度。量化评估应当在患者入院后 8 小时内完成。癌痛量化评估通常使用的方法有:数字分级法、面部表情评估量表法及主诉疼痛程度分级法(VRS)、长海痛尺等 4 种。

1. 数字分级法(NRS):使用"疼痛程度数字评估量表"(图 8-7)对患者疼痛程度进行评估。将疼痛程度用 0～10 个数字依次表示,0 表示无疼痛,10 表示最剧烈的疼痛。交由患者自己选择一个最能代表自身疼痛程度的数字,或由医护人员询问患者：你的疼痛有多严重？由医护人员根据患者对疼痛的描述选择相应的数字。按照疼痛对应的数字将疼痛程度分为：轻度疼痛(1~3)、中度疼痛(4~6)、重度疼痛(7~10)。

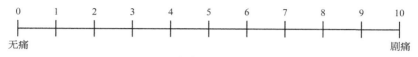

图 8-7　疼痛程度数字评估量表

2. 面部表情疼痛评分量表法：由医护人员根据患者疼痛时的面部表情状态,对照"面部表情疼痛评分量表"(图 8-8)进行疼痛评估,适用于表达困难的患者,如儿童、老年人,以及存在语言或文化差异或其他交流障碍的患者。

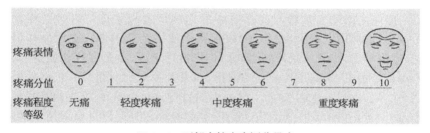

图 8-8　面部表情疼痛评分量表

3. 主诉疼痛程度分级法(VRS)：根据患者对疼痛的主诉,将疼痛程度分为轻度、中度、重度三类。

(1) 轻度疼痛：有疼痛但可忍受,生活正常,睡眠无干扰。

(2) 中度疼痛：疼痛明显,不能忍受,要求服用镇痛药物,睡眠受干扰。

(3) 重度疼痛：疼痛剧烈,不能忍受,需用镇痛药物,睡眠受严重干扰,可伴自主神经紊乱或被动体位。

4. 长海痛尺：2003 年长海医院疼痛学术研究团队根据临床经验和科研的方法归纳总结出长海痛尺,并经过临床上大样本应用,证实选用长海痛尺符合 Jensen 选择痛尺的标准,保留了数字分级法和主诉疼痛程度分级法的功能和优点,解决了单用数字分级法(NRS)评估时的随意性过大这一突出的问题,也解决了单用主诉疼痛程度分级法(VRS)评估时精度不够的问题。目前该痛尺得到了国内外专家的认可,并广泛应用于临床(图 8-9)。

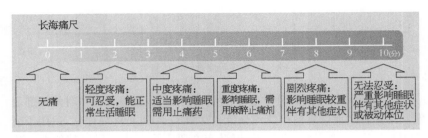

图 8-9　长海痛尺

(三) 全面评估原则

癌痛全面评估是指对癌症患者疼痛病情及相关病情进行全面评估,包括疼痛病因及类型(躯体性、内脏性或神经病理性)、疼痛发作情况(疼痛性质、加重或减轻的因素)、止痛治疗情况、重要器官功能情况、心理精神情况、家庭及社会支持情况,以及既往史(如精神病史、药物滥用史)等。应当在患者入院后 24 小时内进行首次全面评估,在治疗过程中,在给予止痛治疗 3 天内或达到稳定缓解状态时进行再次全面评估,原则上不少于 2 次/月。

(四) 动态评估原则

癌痛动态评估是指持续、动态评估癌痛患者的疼痛症状变化情况,包括评估疼痛程度、性质变化情况、暴发性疼痛发作情况,疼痛减轻及加重因素,以及止痛治疗的不良反应等。动态评估对于药物止痛治疗剂量滴定尤为重要。在止痛治疗期间,应当记录用药种类和剂量滴定、疼痛程度、病情变化。

我院自行设计"长海医院疼痛护理评估单"(图 8-10)、"长海医院疼痛护理记录单"(图 8-11)来规范护士评估。

姓名　　　　床号　　　　性别　　　　年龄　　　　科室　　　　ID号

患者目前诊断导致疼痛的原因(由管床医师填写)

一、疼痛评估

请在图中标明疼痛部位,并在疼痛最剧烈的部位以"×"标出	患者疼痛性质:(选择其他需要额外注明疼痛性质)注:在选项前打√,可多选
前面　　　　　　后面　　　右　　　左　　　左　　　右	1. 酸痛　　　　　　　　11. 牵拉样痛 2. 刺痛　　　　　　　　12. 压榨样痛 3. 跳痛　　　　　　　　13. 放电样痛 4. 钝痛　　　　　　　　14. 电击样痛 5. 绞痛　　　　　　　　15. 烧灼样痛 6. 胀痛　　　　　　　　16. 麻木样痛 7. 坠痛　　　　　　　　17. 刀割样痛 8. 钻顶样痛　　　　　　18. 束带样痛 9. 爆裂样痛　　　　　　19. 轻触痛 10. 撕裂样痛 其他

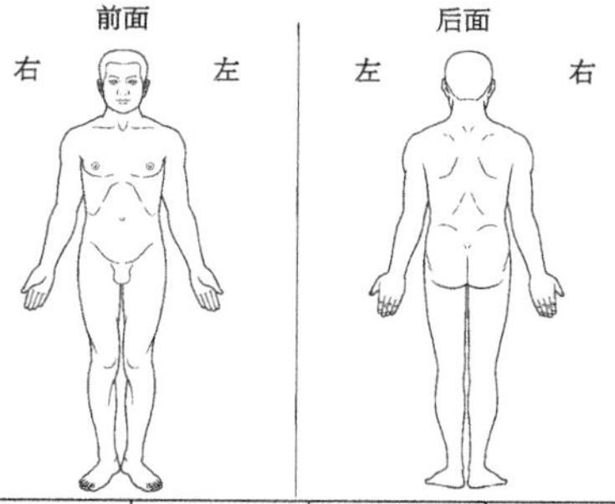

日期	6 14 18 2	6 14 18 2	6 14 18 2	6 14 18 2	6 14 18 2	6 14 18 2	6 14 18 2	6 14 18 2
疼痛评分 10 9 8 7 6 5 4 3 2 1 0								
基础用药								
剂量								
日平均分								
时间(暴发痛)								
评分								
药名								
剂量								
复评分								

药名:0=无　1=吗啡即释片　2=吗啡针　3=盐酸羟考酮缓释片　4=硫酸吗啡缓释片　5=芬太尼透皮贴剂　6=非甾体类消炎药　7=曲马多(剂量单位为 mg)

既往疼痛史:无(　)有(　)药物:责任医生:

图 8-10　长海医院疼痛评估表

| 姓名 | 床号 | 性别 | 年龄 | 科室 | ID号 |

疼痛患者非药物护理措施						
护理措施	日期					
1. 通知医生						
2. 安慰患者						
3. 卧床休息						
4. 患肢体位摆放						
5. 分散注意力						
6. 深呼吸松弛疗法						
7. 健康宣教						
8. 冷敷						
9. 热敷						
10. 拒绝治疗						
11.						
12.						

疼痛患者止痛药物治疗不良反应记录及护理						
不良反应	日期					
	护理措施					
1. 便秘						
2. 恶心、呕吐						
3. 嗜睡						
4. 眩晕						
5. 尿潴留						
6. 肠梗阻						
7. 呼吸抑制						
8.						
9.						
10.						
责任护士签名						

1. 便秘：① 遵医嘱给药　② 饮食宣教　③ 心理护理　④ 适当增加运动　⑤ 局部按摩
　⑥ 开塞露纳肛　⑦ 灌肠　⑧ 其他
2. 恶心、呕吐：① 遵医嘱给药　② 饮食宣教　③ 心理护理　④ 防坠床、跌倒　⑤ 其他
3. 嗜睡：① 遵医嘱给药　② 调整止痛药剂量　③ 心理护理　④ 防坠床、跌倒　⑤ 其他
4. 眩晕：① 遵医嘱给药　② 调整止痛药剂量　③ 心理护理　④ 防坠床、跌倒　⑤ 其他
5. 尿潴留：① 局部按摩、热敷　② 听流水声　③ 心理护理　④ 导尿　⑤ 其他
6. 肠梗阻：① 饮食宣教　② 胃肠减压　③ 心理护理　④ 口腔护理　⑤ 其他
7. 呼吸抑制：① 遵医嘱给药　② 保持呼吸道通畅　③ 其他

图 8-11　长海医院疼痛护理单

链接2　麻醉药品和精神药品管理

1. 在使用麻醉药品之前,护士应确认签署"麻醉药使用知情同意书"。

2. 护士应按规定做好疼痛评估工作,并记录在护理病历中。

3. 护士应密切观察麻醉药品使用后的止痛效果和副作用,并及时汇报医生。

4. 麻醉药品必须专柜双锁保管,钥匙由护士随身携带。

5. 精神药品必须专柜上锁保管,钥匙由护士随身携带。

6. 每班要清点备用麻醉药品和精神药品的品种与数量,做到账物相符。

7. 麻醉药品使用应做到双人核对。

8. 所有麻醉药品针剂使用后应保留安瓿,疼痛透皮贴应保存外包装袋,领药时与麻醉处方一同上交药材科。

9. 麻醉药管理严格做到班班交接,交接内容包括药物、处方、登记本、空安瓿和保险箱钥匙等,清点无误后签名确认。

链接3　癌痛药物止痛治疗的五项基本原则

1. 口服给药:口服为最常见的给药途径。对不宜口服患者可用其他给药途径,如吗啡皮下注射、患者自控镇痛,较方便的方法有透皮贴剂等。

2. 按阶梯用药:指应当根据患者疼痛程度,有针对性地选用不同强度的镇痛药物。

(1) 轻度疼痛:可选用非甾体类抗炎药物(NSAID)。

(2) 中度疼痛:可选用弱阿片类药物,并可合用非甾体类抗炎药物。

(3) 重度疼痛:可选用强阿片类药物,并可合用非甾体类抗炎药物。

在使用阿片类药物的同时,合用非甾体类抗炎药物,可以增强阿片类药物的止痛效果,并可减少阿片类药物用量。如果能达到良好的镇痛效果,且无严重的不良反应,轻度和中度疼痛也可考虑使用强阿片类药物。如果患者诊断为神经病理性疼痛,应首选三环类抗抑郁药物或抗惊厥类药物等。

3. 按时用药:指按规定时间间隔规律性给予止痛药。按时给药有助于维持稳定、有效的血药浓度。目前,控缓释药物临床使用日益广泛,强调以控缓释阿片类药物作为基础用药的止痛方法,在滴定和出现爆发痛时,可给予速释阿片类药物对症处理。

4. 个体化给药:指按照患者病情和癌痛缓解药物剂量,制订个体化用药方案。使用阿片类药物时,由于个体差异,阿片类药物无理想标准用药剂量,应当根据患者的病情,使用足够剂量药物,使疼痛得到缓解。同时,还应鉴别是否有神经病理性疼痛的性质,考虑联合用药可能。

5. 注意具体细节:对使用止痛药的患者要加强监护,密切观察其疼痛缓解程度和机体反应情况,注意药物联合应用的相互作用,并及时采取必要措施尽可能减少药物的不良反应,以期提高患者的生活质量。

链接4 疼痛定义的新认识

1994年国际疼痛研究协会(International Association for the Study of Pain, IASP)将疼痛定义为:疼痛是组织损伤或潜在的组织损伤所引起的一种不愉快的感觉和情感体验,或与这种损伤相关的描述的不愉快感觉和情感体验。这一定义很好地诠释了癌痛是患者的主观感受,他人无法替代,因此李小梅等指出患者对疼痛的自我表述是评估的重要依据。20世纪,现代姑息医学的奠基人之一———C. Saunders(桑德斯)女士反复强调对癌痛评估时要重视患者的总体感受与需求,并提出了"总疼痛(total pain)"的概念。所谓总疼痛就是把人看作一个多种致痛因素作用的综合体,看作一个立体的、有情感的、有疼痛症状的人。它将疼痛的内涵从躯体的组织损伤和心理层面的影响延伸到了患者的认知和社会功能层面的影响,因此癌痛护理也需要涉及患者的生理、心理、精神、社会各个层面才能真正缓解患者的疼痛。

链接5 疼痛知识健康宣教

1. 疼痛相关知识的教育:转变患者的观念,提高患者对癌痛治疗的依从性,从而提升和改善止痛治疗的总体效果。

2. 重点宣教以下内容:①鼓励患者主动向医护人员描述疼痛的程度。②止痛治疗是肿瘤综合治疗的重要部分,忍痛对患者有害无益。③多数癌痛可通过药物治疗有效控制,疼痛首选口服给药,患者应当在医师指导下进行止痛治疗,规律服药,不宜自行调整止痛药剂量和止痛方案。④吗啡及其同类药物是癌痛治疗的常用药物,在癌痛治疗时应用吗啡类药物引起药物依赖的现象极为罕见。⑤应当确保药物安全放置。

⑥止痛治疗时要密切观察疗效和药物的不良反应,随时与医务人员沟通,调整治疗目标及治疗措施。⑦应当定期复诊或随访。

3. 向患者和家属提供具体的教育材料,并且必须以一种可以理解的语言和形式提供给患者及家属。即向患者及家属教育是需要提供患教资料,在治疗过程中强调镇痛药物应由医生处方并仅限于患者本人使用,告知患者不要自行增加药物的剂量或频次;如果所给的疼痛治疗方案不再能控制疼痛,建议联系医疗服务人员。

链接6　阿片类药的不良反应观察

1. 阿片类药的不良反应观察主要包括:便秘、恶心、呕吐、嗜睡、瘙痒、头晕、尿潴留、谵妄、认知障碍、呼吸抑制等。

2. 除便秘外,阿片类药物的不良反应大多是暂时性或可耐受的。

3. 应把预防和处理阿片类止痛药不良反应作为止痛治疗计划的重要组成部分。

4. 恶心、呕吐、嗜睡、头晕等不良反应,大多出现在未使用过阿片类药物患者的用药最初几天。初用阿片类药物的数天内,可考虑同时给予甲氧氯普胺(胃复安)等止吐药预防恶心、呕吐,如无恶心症状,则可停用止吐药。

5. 便秘症状会持续发生于阿片类药物止痛治疗全过程,因此只要使用阿片类止痛药,就须同时采取预防便秘的措施,包括增加液体摄入,增加膳食纤维;按摩腹部促进肠蠕动等。如果条件允许,适当参加锻炼;如有必要还应遵医嘱预防性用药,使用大便软化剂(如乳果糖、麻仁丸、芦荟胶囊、番泻叶)。若使用阿片类药物后出现了相关性便秘,可使用渗透性导泻药(聚乙二醇、甘露醇等)。对于部分效果不理想的患者,可使用开塞露纳肛或灌肠。

6. 出现呼吸抑制等阿片类药物中毒现象,应立即采用拮抗剂纳洛酮解救。

7. 出现过度镇静、精神异常等不良反应,需要减少阿片类药物用药剂量。

8. 用药过程中,应当注意肾功能不全、高血钙症、代谢异常、合用精神类药物等因素的影响。

链接7　2016 版《NCCN 成人癌痛指南》中"疼痛强度评分"的更新

2016 版 NCCN 成人癌痛指南中"疼痛强度评分"一节中,要求疼痛强度评分至少应该询问患者"当前"疼痛,以及过去 24 小时内"最严重""平均"和"最轻"的疼痛程度。

链接8　疼痛评估及记录

1. 新入院患者在入院 8 小时完成入院评估。评估时需评估疼痛,根据评分确定评估的频率。

2. 入院首次疼痛程度 0 分,且未长期口服止痛药物者,不必再测评。以后每周复测 1 次或疼痛时评估。

3. 入院首次疼痛程度 0 分,但患者长期口服止痛药物者,每日 2 次,时间为 6:00、18:00;记录于"长海医院疼痛评估单"及"体温单"。

4. 疼痛程度 1~3 分,且患者长期口服止痛药物者,每日 2 次,时间为 6:00、18:00;记录于"长海医院疼痛评估单"及"体温单"。

5. 疼痛程度 1~3 分且患者未长期口服止痛药物者,每日 1 次,时间为 6:00;记录于体温单。

6. 疼痛程度 4~6 分,每日 4 次,时间为 6:00、14:00、18:00、2:00;记录于"长海医院疼痛评估单"及"体温单"。

7. 疼痛程度≥7 分,无需滴定者每日 4 次,时间为 6:00、14:00、18:00、2:00;记录于"长海医院疼痛评估单"及"体温单"。

8. 需滴定者每小时评估 1 次,直至滴定停止,记录于"长海医院重度疼痛滴定表"(图 8-12)。滴定停止后再根据测得的实际评分选择相应的监测频次。

9. 护士根据日平均分修改监测频次,测评时患者入睡则记录入睡。

10. 手术患者麻醉清醒后 24 小时内评估 3 次,后续的评估频率按常规进行。

11. 当患者发生即时疼痛需立即评估,将评分与镇痛措施以 PIO 形式记录于护理病历中,按规范要求复评(静脉途径给药 15 分钟后复评;皮下、肌内注射途径给药 30 分钟后复评;口服途径给药 60 分钟后复评)并记录,之后按上述要求频率进行评估。

12. 疼痛评估中断 24 小时以上者,疼痛评估记录曲线不连接。

13. 住院患者的疼痛程度评估结果记录在体温单上,符号为 Ⓟ;疼痛部位、性质、范围等和评估工具的选择在首次评估时和有变化时记录于"长海医院疼痛评估单"。

14. 每日记录住院患者的疼痛非药物护理措施和药物不良反应及护理措施于"长海医院疼痛护理单"并签名。

| 姓名 | | 床号 | | 性别 | | 年龄 | | 科室 | | ID 号 | | | |

疼痛 评分	滴定开始 24 小时(每小时评估 1 次) 开始日期及时间　　　　结束日期及时间												
10													
9													
8													
7													
6													
5													
4													
3													
2													
1													
0													
时间													
药名													
剂量													
途径													

药名:0=无　1=吗啡即释片　2=吗啡针　3=盐酸羟考酮缓释片　4=硫酸吗啡缓释片　5=芬太尼透皮贴剂　6=剂量单位为 mg

备注:

图 8-12　重度疼痛滴定评估表

链接 9　疼痛管理应达到"4A"目标

2016 版《NCCN 成人癌痛指南》首次明确强调疼痛管理应达到"4A"目标:

1. 优化的镇痛(optimize analgesia)。

2. 优化的日常生活(optimize activities of daily living)。

3. 最小化的不良反应(minimize adverse effects)。

4. 避免不恰当给药(avoid aberrant drug taking)。

链接 10 疼痛患者的随访及居家护理

1. 疼痛患者的随访：住院癌痛患者出院后需留给患者护士及医生的联系方式，以便患者随时联系我们，增加医患之间的信任。在随访方式的选择上，主要利用现代化工具采用微信、电话、短信等方式。在收集数据的同时还有整理、分析功能，更方便、实用。微信的方式更适合年轻人，且近两年广泛被使用，操作方便，随访中的信息、资料都可以保留记录，随时阅读，医护人员随时可获取一些信息，并提供癌痛健康宣教材料。肿瘤病房设置疼痛的微信群二维码，微信群中有随访团队以及所有住院期间疼痛的患者，对于文化程度低、年纪较大、不会使用微信者，可以采取电话和短信随访，并注明 2 个以上电话，同时以防失联。若是电话随访，随访护士每周固定 2 天进行随访，每次随访时间不得少于 10 分钟，并将随访中的内容一一记录下来，了解癌痛患者在院外的疼痛情况、止痛药使用情况以及使用止痛药后是否出现不良反应，及时了解患者是否定时、定量、按要求服药等，并给予督促和指导，对于患者提出的疑问和要求，不能解决的需通知随访团队其他成员，发挥专业团队合作性，给患者提供专业的药物指导、镇痛技巧及心理疏导，并做好再次随访的准备工作。对于微信随访，医护人员需 24 小时开机，对疼痛患者予实时动态评估，解决患者的需求。

2. 疼痛患者的居家护理

(1) 教会患者疼痛的自我评估：利用疼痛评估工具来进行疼痛程度的评估，疼痛评估工具可以分三大类：视觉模拟量表(VAS)，数字评定量表(NRS)、面部表情评定量表(FPS)、长海痛尺(图 3-6)等。疼痛程度评分多采用数字分级法(NRS)，即用 0~10 的数字代表不同程度的疼痛，0分为无痛；10 分为最剧烈疼痛；1~3 分为轻度疼痛，睡眠无干扰；4~6 分为中度疼痛，睡眠偶尔痛醒；7~10 分为重度疼痛，无法入睡。让患者选出一个最能代表过去 24 小时内其疼痛平均程度的数字，若平均分≤3分，即可服用原有的止痛药的剂量，若平均分≥4 分，患者应主动联系医护人员，在医生的指导下调整止痛药的剂量。

(2) 教会止痛药的自我管理：目前药物止痛仍是控制癌痛的有效措

施之一,不仅医护人员要熟练掌握三阶梯止痛方案的基本原则,而且还要指导患者及家属掌握以下5个基本原则:口服给药、按阶梯给药、按时给药、个体化给药,注意具体细节。并指导教会患者服用止痛药需注意的事项:控/缓释制剂整片吞服,不易嚼碎;按时给控缓释制剂,12小时给药一次,如出现暴发性疼痛需服用即释制剂;首次使用阿片类药物应从低剂量开始,逐渐增加剂量;若弱阿片类药物常规用量无效使,应在医生的指导下按阶梯用药,不要自行从一种弱阿片药换为另一种弱阿片类药物;如果过去24小时内疼痛评估为4分以上,或疼痛缓解时间缩短或疼痛总是在下次常规用药前出现,应主动联系医生,在医生的指导下考虑增加药物剂量,不可自行调整药物剂量、种类和间隔时间,不能按"痛了就吃,不痛就不吃"的按需给药方式;尽量不要空腹服药,用温开水服药,不可与牛奶、茶水、果汁等其他液体一起服用,以免影响药物效果;患者服药后需注意药物的副作用;更新对止痛药物的认识,使患者改变对药物副作用及耐受性的错误认识,帮助患者控制疼痛;很多患者因为无法耐受阿片类药物的副作用而拒绝继续服用,因此,在使用此类药物的同时,指导患者使用辅助药物,例如有恶心、呕吐,可以在服止痛药前半小时服用甲氧氯普胺(胃复安)等止呕药物,对于无法耐受的便秘问题,可指导患者多吃水果、蔬菜,每天腹部环形按摩,必要时使用果导片、麻仁丸、番泻叶等药物。

(3)教会患者自我填写疼痛护理日志:疼痛护理日志封皮上印有癌痛随访团队电话、咨询手机号码及癌痛微信群二维码,出现紧急状况时的联系电话,便于居家癌痛患者及家属及时得到专业指导。"疼痛日志"的首页为痛尺页,方便患者出现疼痛时可自我评定疼痛强度;第二页为癌痛治疗简易病历,包括住院期间疼痛发生的部位、强度、频率,止痛药物调整的简单过程、现用量、不良反应的预防及处理措施,出院时由疼痛医师填写;续页为出院后患者填写,主要是癌痛患者服用药物名称、服药时间、疼痛强度、疼痛发作的原因及缓解因素、不良反应发生情况及处理等。患者住院期间由疼痛专职护士指导并教会患者及其家属使用痛尺以及如何填写癌痛日志中的续页部分。患者出院时再次与患者及家属核对出院随访表单上的基本信息,并将填好的疼痛日记交与患者或家属,方便患者自我镇痛管理,同时,也方便患者在其他医院就诊时,使医生对患者的癌痛治疗和用药情况有全面的了解。

(4)癌痛的家庭照护:居家癌痛患者大多时间在家中,因此家庭照护也在疼痛治疗中占重要的地位,教育的对象主要转换成以家庭为中心,首先帮助家属及患者转换观念,走出疼痛的误区,明确疼痛不仅仅是一种症状,也是一种疾病,需引起重视。其次,指导家属及患者正确的表达疼痛感受,参与制订个体化的治疗方案,鼓励患者说出疼痛,告知重复体验疼痛可使患者产生恐惧、焦虑、抑郁等心理症状,正确引导家属整体照护患者,除了满足患者身体的基本需求,还要保持患者清洁、端庄的形象,鼓励患者积极参加社区活动,培养有益健康的兴趣,帮助患者树立信心,努力为家庭和社会做些力所能及的事,从精神上摆脱对疼痛的恐惧,使患者获得身体和心理的舒适,同时给患者带来尊重感与自信,让自己的生命重新燃起希望。因次家属在居家护理中的角色也尤为重要,癌痛患者对心理疏导的需求和镇痛治疗的需求同等重要。家属要及时发现患者的心理问题,学会陪伴与倾听,以同理心理解患者的心理感受,鼓励患者把心理负担诉说出来,主动与患者沟通,尽最大的努力帮助患者解除忧虑,平复情绪,积极配合治疗。

四、考核要点

1. 麻醉药的管理。
2. 癌痛评估原则。
3. 癌痛药物止痛治疗的五项基本原则。
4. 阿片类药的不良反应观察。
5. 疼痛知识健康宣教内容。
6. 疼痛评估及记录要求。
7. 疼痛管理应达到的"4A"目标。
8. 疼痛患者的居家护理内容。

(沈峰平　马高尉　赵金晶)

- - - - 参考文献 - - - -

[1] Dawson R, Sellers DE, Spross JA, et al. Do patients' beliefs act as barriers to effective pain management behaviors and outcomes in patients with cancer-related or noncancer-related pain [J]. Oncol Nurs Forum, 2005,32: 363—374.

[2] European Association of Palliative Care(EAPC). Use of opioid analgesics in the treatment of cancer pain: evidence-based recommendations from the

EAPC. Lancet Oncology, 2009. http://www. eapcnet. eu/Themes/Research/Publications/ResearchinGeneral/tabid/277/Articleid/411/mod/1202/Default. aspx-25/07/2016 10:44:29.

［3］赵继军. 疼痛护理学［M］. 北京：人民军医出版社，2010：1.

［4］王华. 晚期癌痛病人家居止痛满意度调查［J］. 护理研究，2011，25（12）：3323—3324.

［5］Meeker MA，Finnell D，Othman AK. Family caregivers and cancer pain management: a review［J］. J Fam Nurs，2011，17：29 - 60.

［6］陈玉梅，闫树英，杜慧晴，等. 居家干预对晚期癌痛患者药源性便秘的影响［J］. 中华护理杂志，2011，46（9）：376.

［7］韦摇燕，陈彦帆. 200 例癌痛患者自身因素对癌痛治疗影响的调查分析［J］. 肿瘤预防与治疗，2012，25（1）：31—34.

［8］刘端祺，陈钒. 癌症疼痛——从治疗到管理［J］. 中国肿瘤临床，2012，39（21）：1575—1577.

［9］中华人民共和国卫生部. 癌症疼痛诊疗规范［J］. 临床肿瘤学杂志，2012，17（2）：153—158.

［10］杨珍凤. 无痛示范病房的管理与成效［J］. 当代护士旬刊，2013，9：28—29.

［11］李小梅，李虹义，肖文华，等. 癌症患者疼痛量表的应用［J］. 中国肿瘤临床，2013，24：1482—1486.

［12］周谊霞，王林. 疼痛护理学［M］. 北京：人民卫生出版社，2013：5—7.

［13］罗慧群，李小琳. 影响居家癌痛患者延续治疗的因素分析［J］. 医院管理论坛，2013，30（8）：57—59.

［14］Te Boveldt N，Vernooij-Dassen M，Leppink I，et al. Patient empowerment in cancer pain management: an integrative literature review. Psychooncology，2014，23：1203 - 1211.

［15］李虹义，刘端祺. 阿片类药物治疗癌痛：理念和认知在实践中的演化［J］. 中国新药杂志，2014，14：1651—1653.

［16］石磊，马筱慧，王楠慧. 建立多学科随访管理体系加强出院患者癌痛管理［J］. 中国护理管理，2014，14（11）：1128—1130.

［17］林妙真，郑逸君，陈楚云. 家庭随访对晚期肿瘤患者癌痛规范化治疗的影响研究［J］. 国际护理学杂志，2016，35（2）：228—231.

［18］Chen W，Zheng R，Zuo T，et al. National cancer incidence and mortality in China，2012［J］. Chin J Cancer Res，2016，28：1 - 11.

［19］National Comprehensive Cancer Network（NCCN）. NCCN clinical practice guidelines in oncology: adult cancer pain（Version2. 2016）. 2016. http://guide. medlive. cn/guideline/1069.

气道非计划拔管的预防与护理

非计划拔管(unplanned extubation，UE)是指拔管时机尚未成熟时，患者自行拔管或在对患者实施护理和运送过程中的意外拔管。据报道，UE 的发生率为 0.2%～14.6%。建立人工气道是保证危重患者呼吸道通畅的重要措施，一旦发生非计划拔管，可导致患者缺氧、窒息，甚至死亡。因此，护理人员尤其是重症医学科、ICU、外科术后病房的护士更应该熟练掌握人工气道非计划拔管的防范方法、原因分析、发生非计划拔管后的紧急处置方案。本节将从案例相关知识、案例内容介绍、延伸知识解析、考核要点四个方面，展开人工气道非计划拔管的预防与护理的情景模拟案例分析。

一、案例相关知识

1. 烧伤患者建立人工气道的原因。
2. 人工气道非计划拔管后的紧急处置。
3. 翻身床使用中呼吸机管道的安全维护。
4. 人工气道的固定。
5. 人工气道气囊压力。

二、案例内容介绍

人工气道非计划拔管在重症医学科、ICU、外科手术病房均可能出现，本节就 ICU 危重烧伤患者建立人工气道后发生非计划拔管的预防与护理进行护理情景分析。本案例结合护士日常工作中容易疏忽的环节，以真实的情景再现，帮助读者加深对正确处理方式的印象，易于记忆。

(一) 情景模拟用物准备清单

1. 床单位及相关物品：烧伤翻身床 1 张、床头柜 1 个、床尾巡视卡。
2. 基础医疗物品：微量注射泵 1 个、心电监护仪 1 台、吸痰管 10 根、治疗车1辆、5 ml空针1支、病历夹1个、负压装置1套、约束带4个、听诊器1个、手消毒啫喱1瓶、呼吸机1台、呼吸机管道1套、气囊测压仪1个。

3. 抢救物品及药品：气管插管箱1个、抢救车1辆、止血钳1个、气管切开包1个、气管切开插管1个7.5号、固定绳1根、简易呼吸器1套。

（二）各场景介绍与解析

【场景1】 患者李刚，男，27岁，2017年6月10日患者在家中因燃气爆炸致全身多处烧伤，30分钟后即送入我院急诊，诊断为烧伤70% TBSA（total body surface area，TBSA，总体表面积）Ⅱ～Ⅲ度收住烧伤科ICU，烧伤部位为头面颈部、四肢、会阴部、躯干全身多处。急诊在局麻下行气管切开术，出血量约为10 ml。护士协助医生固定气管切开管，气管切开固定绳松紧可伸入一个手指，护士小沙为方便更换固定绳，在末尾处打了活结，血氧饱和度84%，即给予患者呼吸机辅助呼吸，血氧饱和度升至96%。伤后第90小时，卧翻身床（图9-1），患者发生呛咳反射，气管切开管随呛咳发生抖动。护士按住气管切开管，待患者呛咳停止后，即开始准备翻身。

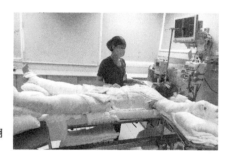

图9-1 准备给患者翻身

解析 在本场景中，低年资护士小沙在固定气管切开管时，错误地将末尾打成了活结，当患者的气管切开管随呛咳发生抖动时，没有仔细观察，重新固定，而只是错误地按住插管，当时没有滑脱。正确处理方案：护士应检查气管切开插管固定的松紧度，发现不合适时应汇报医生同时进行及时的加固措施[链接1]。

【场景2】 护士小沙为患者铺敷料于骨突处准备翻身时，发现患者有中度烦躁现象，为防止患者发生坠床，小沙决定暂时不予以翻身，将患者四肢予以约束，且将防护床栏固定于翻身床两侧（图9-2、9-3）。

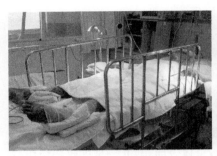
图 9 - 2　防坠床措施

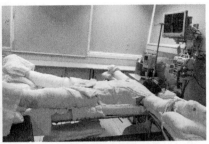
图 9 - 3　实施约束

解析　本段情景模拟中护士小沙未考虑患者为何烦躁,只是单纯通过约束带约束。没有分析哪些原因可能导致患者烦躁[链接2],没有根据原因来处理烦躁症状。

【场景3】　患者烦躁症状加重,护士小沙呼叫护师帮忙。护师检查管道发现呼吸机管道拉拽太紧(图9-4),立即将呼吸机靠近床头,使得连接的呼吸机管道有弯曲度,有一定的拉伸余地,借助翻身床的栏杆的支撑力,将呼吸机管道从栏杆上通过。

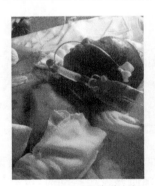
图 9 - 4　呼吸机管道太紧

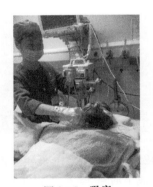
图 9 - 5　吸痰

解析　本段情景模拟中护师处置方式:①全面检查管道。②保证了呼吸机管道可有一定的活动度,避免拖拽。③借助翻身床栏杆的力量,减少呼吸机管道的重力引起的拖拽[链接3]。该段情景模拟中护师的处理方案正确。

【场景4】　护师发现患者血氧饱和度逐渐下降,最低达82%,立即给患者紧急吸痰(图9-5),发现吸痰管送入气道不顺畅,护师立即断开呼吸机检查气管切开管口,发现无气流溢出,判断为气管切开管意外滑脱,并让护士小沙立即汇报医生,同时取来紧急插管箱。

解析 本段情景模拟中护师的处置方式:①吸痰,观察气道通畅情况。②发现不畅,立即汇报医生。③取来紧急插管箱,预见性准备重新置管用物。④检查气道的气流判断通畅情况[链接4],处置方法正确。

【场景5】 医生到达现场,再次判断确认发生了气管切开管非计划拔管,立即进行床旁抢救,重新置管(图9-6)。护师将准备好的止血钳递给医生,医生用血管钳撑开气管,将护师准备好的另一个气管切开管置入,检查重新建立的人工气道的通畅情况,接呼吸机辅助呼吸,患者血氧饱和度逐渐上升达97%。

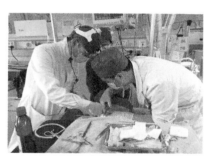

图9-6 重新置管

解析 本段情景模拟中护师处置方式:护师配合抢救,准备用物齐备。

【场景6】 护士小沙将患者重新建立的人工气道进行固定,检查气管切开管气囊,采用按压鼻尖的方法,对比气囊的充盈度,来判断气囊压力(图9-7)。护师看此情形,指出气囊压力不可凭主观判断,而需要使用气囊测压表精确测压(图9-8)。

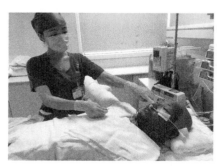

图9-7 判断气囊压力

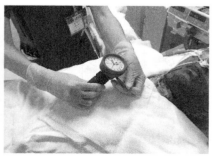

图9-8 气囊测压表测压

解析 本段情景模拟中护士小沙测量气囊压力的方法不正确,应该采用气囊测压表进行精确测试气囊压力,不应该主观地采用鼻尖硬度来判断[链接5]。

三、延伸知识解析

链接1 人工气道的固定

头、面、颈部血管极为丰富,烧伤后渗液多、头颈部肿胀明显,尽早进行预防性气管切开,是防止发生咽喉部水肿导致呼吸困难和窒息的最重要措施。气管切开管的固定绳松紧要适当,以能插入一指为宜。过紧易造成静脉回流受阻,过松导致管道的意外滑脱。危重烧伤通常要经历休克期、感染期、修复期、康复期。患者伤后90小时,通常已经由休克期进入到感染期,渗出明显减少,肿胀消退,颈部肿胀也会明显减退,颈周径缩小,很容易忽视固定绳的松紧。患者出现呛咳时气管切开管抖动,说明固定比较松。在每次交接班、翻身前后,均应检查气管切开管固定松紧度,及时加固。固定绳的末端应绑死结,防止滑脱。气管切开口处消毒,4小时1次,或污染后随时消毒,并垫好气切纱布,可吸收渗液,但不可垫纱布过厚,以垫入一层为宜,以避免纱布过厚、抬高了气管切开管,甚至导致管口骑跨,造成不良后果。

链接2 烧伤患者烦躁的原因

从被烧伤起,患者就开始经历生理、心理和社会等多种因素干扰的漫长历程。这一历程的不同阶段,精神障碍及其诱因各有特点,一般分为三个时期。

1. 生理反应期:为烧伤即刻至病情基本稳定期间。在此期间患者主要面临生理性应激,如血容量不足、电解质紊乱、酸碱平衡失调、超高代谢、内分泌紊乱、缺氧、感染等。这些生理因素均可引起精神症状,主要为谵妄,以自制能力、思维、记忆和认知能力减弱为特征。其他精神症状还有幻觉、妄想、躁动等。这些由生理因素所致的精神症状被称为症状性精神症或躯体性精神障碍,常随生理情况的好转而消失,无精神后遗症。

2. 心理反应期:为病情基本稳定至出院期间。在此期间患者的生理状态相对稳定,已基本度过病危期,大部分创面已基本愈合。尽管仍然感受着换药和植皮手术的痛苦,但主要的痛楚则在于逐渐对其本身病情的了解,面临着自己躯体状态的改变和将要病缠终身的现实。对将来的外表形象、工作能力、功能状况、生活问题等无不关注。如果不能认识和接受烧伤事件及其所造成的伤残的现实,即悲伤反应过程停顿或过渡不完全,则可导致精神障碍。此阶段的精神障碍的主要因素不再是生理刺激,而是患者本身的心理因素。

3. 社会反应期:为烧伤痊愈后从出院至伤后 1 年期间。此时创面虽然已经愈合,但是烧伤毁容和功能障碍等后遗症却伴随着患者回归社会。患者不仅要面对自身外表形象改变及躯体功能障碍等问题,而且还将承受多种社会因素的干扰,如家庭成员或亲朋好友会因其外表形象丑陋和活动受限或功能障碍等后遗症而疏远或回避;恋爱或婚姻关系,复工或复学,事业或学业等;医药费用,将来经济来源等均是回归社会后所面临的一系列现实问题。

患者方面的因素、导管方面的因素、镇静药物的应用,均是导致非计划拔管发生的主要因素。

患者李刚为伤后 90 小时,尚处于生理反应期,出现烦躁的原因,主要还是考虑为气管切开管非计划拔管所致的窒息缺氧。

链接3　卧翻身床患者管道的固定,防滑脱

烧伤翻身床是大面积烧伤患者用于变换体位、减少创面长时间压迫、促进创面干燥、有利于换药的常用的护理工具。目前,翻身床主要由 2 个床片(仰卧位、俯卧位)、支撑床架、螺栓等附件组成,是烧伤患者经常使用的治疗性床铺。然而,在危重烧伤患者使用过程中,要特别注意管道的固定,尤其是呼吸机管路的妥善安放。烧伤患者卧翻身床,管道极其容易拖拽气管切开管,无论是仰卧位还是俯卧位,保证管路的妥善放置,是烧伤科护士的基本技能。管道从翻身床的上面通过,靠近患者一端可以架在翻身床档上,管道中段固定于呼吸机支撑臂上,能够有效缓冲管路的重力拖拽。在每次翻身前后,第一时间检查管道在位情况,检查呼吸机的实际潮气量是否符合病情,检查患者胸廓起伏,检查血氧饱和度变化。

链接4　发生非计划拔管的判断与处置

判断:人工气道口有无气体溢出,可以通过耳听、面感觉;听诊肺部有无呼吸音;胸廓起伏情况;患者的呼吸和氧合情况。

处置：①保持患者呼吸道通畅，简易呼吸器加压给氧，同时通知主诊/值班医生。②观察患者面色、氧饱和度，适时吸痰。③备好气管插管箱、推抢救物品至患者床旁，准备好患者体位。④配合医生重新插管。⑤调节呼吸机参数。⑥密切监测生命体征。⑦判断躁动的原因，根据具体情况适当约束，做好末梢循环评估。

当没有查明患者躁动的原因之前，不要轻易通过约束的手段。患者李刚，因导管滑脱导致窒息引起烦躁，不可单纯通过约束来制止患者，患者为伤后90小时，故气管插管处暂未形成窦道，应立即采用止血钳撑开气管口，先可以插入吸痰管，保证气体的畅通，再配合医生行气管切开插管重新调整位置或重新置管。通过分析原因、规范流程、不断改进，可改善ICU患者非计划性拔管的发生。

链接5 人工气道的气囊压力

人工气道气囊有固定气道、维持封闭压、防漏气、防渗漏等作用，但同时也容易导致误吸、呼吸机相关性肺炎、气管黏膜缺血坏死、气道狭窄、穿孔等并发症。人工气道的气囊管理重点是合理选择气囊压力，精确地测量气囊压力能够防止气管黏膜受损，保证潮气量，预防肺部感染。理想的气囊压力是要能够有效地封闭气囊与气管内壁的最小压力，即"最小封闭压力"。国外学者推荐将气囊压力维持在$20\sim30$ cmH_2O，认为此压力可以降低呼吸机相关性肺炎的发生，同时使气管黏膜的损伤降到最低。我国制定的《机械通气临床应用指南（2006）》推荐使用高容量低压气囊，气囊压力维持在$25\sim30$ cmH_2O，最佳的气囊压力设置应该随着气道压力、胸腔压力的变化而变化。目前，常用的气管导管气囊类型有高容量低压力气囊（HVLP）和低容量高压力气囊（LVHP）。HVLP充气后，气囊直径大于气管内镜，囊内压等于气管壁压，气囊和气管壁接触面积大，气囊壁易形成皱褶，口腔和胃内容物易渗漏继而导致呼吸机相关性肺炎；其优点在于对气管壁的压力小，不易引起气管黏膜水肿、出血、坏死、溃疡等并发症；LVHP充气后，气囊与气管壁接触面积小，故气囊壁无皱褶形成，渗漏的风险大大降低；其缺点是可导致声门损伤、气管壁坏死、溃疡等并发症。建议临床每日3次使用专用的气囊测压表监测并调整气囊压力。有研究结果显示，ICU护士使用测压仪监测气囊压力的执行率仅为26.4%。

四、考核要点

1. 人工气道固定的注意事项。
2. 危重烧伤患者发生烦躁的原因。
3. 人工气道非计划拔管的判断。
4. 人工气道非计划拔管的紧急处理。
5. 危重烧伤患者感染期(回吸收期)护理要点。
6. 翻身床使用中呼吸机管道的安全维护。

（冯　苹　余　婷）

- - - - 参考文献 - - - -

［1］陆晓燕,王玉宇,王芳.预防非计划拔管保护工具在谵妄躁动患者的应用［J］.护士进修杂志,2015,30(5)：474—475.

［2］葛胜德,夏照帆.临床烧伤外科学［M］.北京：金盾出版社,2006：835—836.

［3］陈岚,胡爱招.确定人工气道气囊最佳充其量的临床研究［J］.中华危重病急救医学,2014,26(5)：351—352.

［4］姜曼,敖薪.人工气道管理标准的研究与应用现状［J］.中华护理杂志,2016,51(12)：1479—1482.

［5］汪明灯,王元元,黄建安,等.人工气道气囊的临床应用及研究进展［J］.中华危重病急救医学,2016,28(11)：1053—1056.

［6］韩艳,魏丽丽.ICU患者非计划性拔管危险因素及防范措施研究进展［J］.中华护理杂志,2015,50(5)：598—602.

［7］ Chang LY, Wang KW, Chao YF. Influence of physical restraint on unplanned extubation of adult intensive care patients：a case-control study［J］. Am J Crit Care, 2008,17(5)：408-415.

［8］李萍.ICU人工气道非计划性拔管的原因分析与护理对策［J］.护理研究,2014,9：526—527.

［9］张育红,童朝阳,王萍,等.运用PDCA管理降低急诊气管插管非计划拔管率的效果［J］.上海护理,2017,17(3)：79—81.

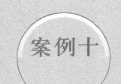

案例十

术后发热的观察与护理

发热是术后最常见的并发症之一,如不及时处理,容易造成患者水电解质失衡及脓毒血症。护士应掌握手术后发热的预防、观察与处理方法,以防止病情恶化。本节将从案例相关知识、案例内容介绍、延伸知识解析、考核要点四个方面,展开术后发热情景模拟案例分析。

一、案例相关知识

1. 外科手术后发热的原因。
2. 术后发热的观察与处理。
3. 血培养的留取。
4. 常用药物的相关知识。

二、案例内容介绍

术后发热在各外科手术病房均可能出现,本节就泌尿外科经皮肾镜术后发热的观察与处置进行护理情景分析。本案例中有几处不足之处,以错误的方式演绎出来,通过阅读和观看错误的处理措施,更能加深对术后发热患者正确处理方式的理解。

(一)情景模拟用物准备清单

1. 床单位及相关物品:病床、床头柜、床尾巡视卡、清洁病号服。

2. 基础医疗物品:输液架、治疗车、治疗盘、病历夹、医疗废弃物桶、无菌治疗巾、安尔碘、输液器及针头、20 ml 空针、采血针、止血带、输液贴、棉签、黄色 5 ml EDTA 抗凝采血管、紫色 2 ml EDTA 抗凝采血管、手套、集尿袋、别针皮筋、听诊器、体温计、心电监护仪、电极片、血培养瓶(2 套)、冰袋。

(二)场景介绍与解析

【场景1】 赵晓健,男,67 岁,因"右肾结石"于 3 日前入住泌尿外科病房 11 床。经过充分的术前准备,于昨日在全麻下行"右侧经皮肾镜钬激光碎石术"。手术时间为 4 小时,术中生命体征平稳,出血 50 ml,术中无输血。现为术后第 1 日,绝对卧床。留置导管 4 根,其中吸氧管 1 根,颈内静脉置管 1 根、在 14 cm 处,右肾造瘘管 1 根,尿管 1 根,均在位通畅。患者生命体征、氧饱和度均在正常范围,术后给予消炎、化痰、保胃、营养治疗,伤口干燥、无渗血渗液。皮肤完整、无压红。患者突感疲乏无力,肌肉酸痛,畏寒。护士小洒来到患者床边安慰了几句,又返回了护理站继续处理医嘱(图 10-1)。

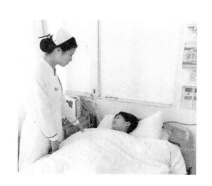

图 10-1 安慰患者

解析 在本场景中,低年资护士小洒获知患者"疲乏无力,肌肉酸痛,畏寒"的主诉后,没有认真评估患者病情,只是敷衍地安慰家属说"手术刚做完,发热是由于外科手术热引起的"。正确处理方案:护士应密切监测患者生命体征及尿量[链接1],及时发现病情变化的先兆。

【场景 2】 半小时后,患者心慌、头晕、面色潮红,患者家属呼叫谭护师至床旁,谭护师测得患者血压 100/65 mmHg,心率 99 次/分,呼吸 22次/分,氧饱和度 98%,体温 39.8 ℃(图 10-2)[链接2],从上午 6 时至 9 时 3

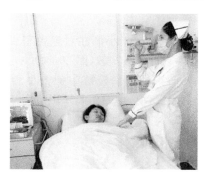

图 10-2 监测患者生命体征

小时内引流液量 50 ml,尿量 200 ml。谭护师立即用冰袋给患者物理降温,并汇报医生,同时嘱咐小洒给患者温水擦浴并更换清洁干燥衣裤。

解析 本段情景模拟中护师处置方式:①询问患者主诉:患者诉头晕、恶心、全身无力。②物理降温[链接3]。③汇报值班医生[链接4]。④保持患者皮肤清洁干燥。该段情景模拟中护师的处理方案正确。

【场景3】 医生查看病情后,下达医嘱:留取静脉血培养,吲哚美辛栓 0.1 g 纳肛,帕尼培南 1.0 g 加入 250 ml 生理盐水立即静脉滴注。谭护师督促小洒护士先留取血培养,同时就医嘱中存在的疑问与医生进行了沟通(图 10 - 3)。

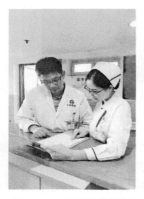

图 10 - 3 与医生沟通医嘱相关问题

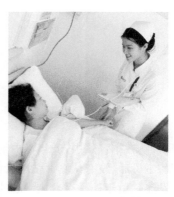

图 10 - 4 对患者进行健康宣教

解析 本段情景模拟中谭护师处置方式:①指导护士小洒先留取血培养[链接5]。②对有疑问的医嘱及时向医生建议[链接6]。该段情景模拟中护师的处理方案正确。

【场景4】 护士小洒在对患者完成抽血,物理降温及静脉输液操作后,对患者进行健康宣教(图 10 - 4)。

解析 本段情景模拟中护士小洒:①指导患者的饮食、活动与休息[链接7]。②宣教药物的相关知识[链接8]。

三、延伸知识解析

链接1　术后体温上升的原因

术后发热多由致热源导致,致热源有外源性及内源性之分。外源性致热源通过激活血液中的中性粒细胞、嗜酸粒细胞和单核-巨噬细胞系统,使其产生并释放内源性致热源,从而引起发热。内源性致热源直接作用于体温调节中枢的体温调定点,使调定点上升,体温调节中枢对体温加以重新调节并发出冲动,一方面通过垂体内分泌因素使代谢增加或通过运动神经使骨骼肌痉挛,使产热增多;另一方面可通过交感神经使皮肤血管及竖毛肌收缩,停止排汗,散热减少,最终使得产热大于散热,体温升高引起发热。

链接2　体温变化的三个阶段的表现

1. **体温上升期**:常伴有疲乏无力、肌肉酸痛、皮肤苍白、畏寒或寒战等现象。此时要避免体温骤升引起的高热惊厥。

2. **高热期**:体温达到高峰之后保持一段时间,持续时间长短不一,此时体温已到达或略高于上升的体温调定点,体温调节中枢不再发出寒战冲动,故寒战消失。皮肤血管由收缩转为舒张,使皮肤发红并有烧灼感,呼吸加快加剧,开始出汗并增多。

3. **体温下降期**:由于病因的消除,致热源的作用逐渐减弱或消失,体温中枢的体温调定点逐渐降至正常水平,产热相对减少,散热大于产热,体温降至正常水平,此时表现为出汗多,皮肤潮湿。此时应避免大量出汗引起的虚脱。

链接3　冷疗法的应用

1. 冰袋的使用

(1)目的:降低体温。

(2)禁忌:①血液循环障碍。②慢性炎症或深部化脓病灶。③组织损伤、破裂或开放性伤口。④对冷过敏。⑤慎用冷疗法的情况:昏迷、感觉障碍、年老体弱者、婴儿、关节疼痛、心脏病、哺乳期产妇涨奶等情况。⑥冷疗法禁忌部位:枕后、耳郭、阴囊处易引起冻伤,心前区可引起反射性心率减慢、心房纤颤或心室纤颤及房室传导阻滞,腹部易引起腹泻,足底可引起反射性血管收缩影响散热或引起一过性冠状动脉收缩。

（3）注意事项：①随时观察冰袋有无破损、是否夹紧。冰块融化后及时更换，保持外包包布干燥。②观察用冷部位局部情况、皮肤色泽，防止冻伤，倾听患者主诉，如有异常，及时停止用冷。③使用30分钟后需测量体温，如体温低于39℃，应取下冰袋，并在体温单上记录。

2. 乙醇拭浴

（1）目的：通过全身用冷的方式，为高热患者降温。乙醇是一种挥发性的液体，拭浴时在皮肤上迅速蒸发，吸收和带走皮肤上大量的热，乙醇又具有刺激皮肤上血管扩张的作用，因此散热能力较强。乙醇拭浴时取200～300 ml，温度为25～35 ℃。

（2）注意事项：①擦浴过程中注意观察局部皮肤情况和患者反映。②胸前区、腹部、后颈、足底为拭浴禁忌部位。③新生儿及血液病高热患者禁忌乙醇拭浴。④拭浴时以轻拍的方式进行，避免摩擦生热。

链接4　病情汇报的内容

为保证医护沟通的准确性，减少由于信息传递不当造成对患者的不良影响，护士在向值班医生汇报情况时应采用SBAR模式。即：

S：现状（situation），指患者的床号、姓名、手术名称、阳性体征及不适主诉，包括特殊检查及实验室指标等。

B：背景（background），即患者的主诉依据与分析，目前治疗及用药的途径、剂量。

A：评估（assessment），即汇报者对患者现存问题的评估与判断，患者的异常反应、心理状态、观察要点。

R：建议（recommendation），已采取的护理措施，以及希望医生所做的事情。

链接5　血培养的留取方法

对怀疑菌血症的患者，同时采集2套以上（不同部位）血培养标本。除特殊情况外，在采集血培养后的2～5天内，无需重复采集血培养。但有两个例外：细菌性心内膜炎和金黄色葡萄球菌菌血症。成年患者采血量为每套不少于10 ml，每瓶不少于5 ml。婴幼儿患者每瓶不少于2 ml。当采血量不能满足推荐的采血量时，应首先满足需氧的需要。只要怀疑患者有菌血症、真菌血症的可能,在考虑使用抗菌药物之前,应立即采集血培养标本。建议同时或间隔短时间内采集 2 套以上标本。细菌通常在寒战和发热前 1 小时入血,此时为采集血培养标本进行细菌培养的最佳时机。

皮肤消毒:推荐使用碘酊、次氯酸和洗必泰或碘伏。碘酊作用 30 秒;碘伏作用 1.5~2 分钟;洗必泰的作用时间和碘酊一样,但是没有过敏反应,因此不必擦去,但不能用于小于 2 个月的婴儿。从外周静脉采集标本。禁止采用静脉留置管内血液,因其常伴有高污染率。如果必须从留置导管内采血也应同时从外周静脉采集另外一个血培养标本,以帮助阳性结果的判读。

在皮肤消毒前,血培养瓶的橡皮塞需使用 70% 乙醇消毒并干燥,然后再进行穿刺部位的皮肤消毒;严格按照皮肤消毒步骤操作,并等待足够的消毒时间;严格无菌操作,血液标本采集后应及时送检(最好在 2 小时内),夜间不能及时送检则应置室温 21~25 ℃暂存,勿放冰箱。检验单需注明标本采集时间和部位。

链接 6　护士对医嘱的审核责任

《护士条例》规定,护士发现医嘱违反法律、法规、规章或者诊疗技术规范规定的,应当及时向开具医嘱的医师提出;必要时,应当向该医师所在科室的负责人或者医疗卫生机构负责医疗服务管理的人员报告。本情境中,医生为患者开具的医嘱中,补液量相对不足,谭护师及时与医生沟通并及时处理。

为在工作中能够行使医嘱把关义务,护理工作者在工作中需培养慎独精神;增强法律意识,加强业务学习,根据病情、药物药理与毒副作用,正确判断与执行医嘱。

链接 7　发热患者的健康宣教

1. 指导发热患者卧床休息,以减少氧耗量,缓解头痛、肌肉酸痛的等症状。病房保持安静,并将室温调整为 18~22 ℃。落实口腔护理,鼓励患者经常漱口。

2. 禁食患者静脉补充足够的热量、蛋白质和维生素,以补充高热引起的营养物质的消耗,维持血钠 145 mmol/L,尿比重<1.020。告知患者

不要随意调节滴速,避免过快导致肺水肿。

3. 告知患者出汗时及时擦干,协助患者更换衣物,避免受凉。

4. 告知患者配合护士监测生命体征,如有不适立即打铃通知护士。

5. 告知患者所用药物的功效及可能出现的不良反应。

链接8 药物的相关知识

1. 注射用帕尼培南倍他米隆(克倍宁)

(1) 药理作用:帕尼培南对青霉素结合蛋白具有高亲和性,可抑制细菌细胞壁合成,从而发挥杀菌作用;帕尼培南的抗菌谱广,对包括厌氧菌在内的革兰阳性或阴性菌有效——治疗由葡萄球菌属、链球菌属、大肠埃希菌等引起的感染症状。

(2) 不良反应:腹泻、恶心、呕吐等消化道症状;皮疹、发热等过敏反应;休克反应;痉挛、意识障碍;中毒性表皮坏死症、血栓性静脉炎。

(3) 用药观察要点

● 遵医嘱稀释(通常滴注用 500 mg 或 1 g 溶于 100 ml 以上的生理盐水中);尽量现配现用,不得已需保存时,应在室温下保存,6 小时之内使用。

● 外周静脉给药时注意观察患者周围皮肤情况。

● 严密观察心率、血压的变化,发现异常及时汇报处理。

● 既往对本药的成分发生过过敏反应的患者以及正在使用丙戊酸钠的患者禁用。

● 对青霉素类及头孢菌素类等抗生素有过敏体质者;严重肾功能不全者;全身营养状态不良者;孕妇、高龄者慎用。

2. 吲哚美辛栓

(1) 药理作用:非甾体类消炎镇痛药,具有抑制前列腺素合成的作用。

(2) 不良反应:①胃肠道:出现消化不良、胃痛、胃烧灼感。②神经系统:出现头痛、头晕、焦虑及失眠。③肾:出现血尿、水肿、肾功能不全;在老年人多见。④各型皮疹。⑤造血系统受抑制而出现再生障碍性贫血。⑥过敏反应,哮喘。

(3) 用药观察要点:用于高热时,需防止退热时的大汗而虚脱、脱水,需及时补充液体。下列情况应慎用:①本品能导致水钠潴留,故心功能不全及高血压等患者应慎用;并及时调整剂量。②可使出血时间延长,加重出血倾向,故血友病及其他出血性疾病患者应慎用。此外,本品对造血系统有抑制作用,再生障碍性贫血、粒细胞减少等患者也应慎用。

四、考核要点

1. 外科手术后发热的原因。
2. 术后发热的观察与处理。
3. 血培养的留取。
4. 常用药物的相关知识。

（程　欣　盛　夏　孟宪丽）

参考文献

［1］周秀华.内外科护理学[M].北京:北京科学技术出版社,2000.

［2］徐双燕,姚梅齐.标准化沟通方式在医护间沟通中的应用[J].中华护理杂志,2012,1:48—49.

［3］张少茹.基础护理技术操作指导[M].西安:西安交通大学出版社,2012:115—121.

［4］中华人民共和国卫生部医政司.全国临床检验操作规程[M].南京:东南大学出版社,2012:736—741.

［5］陈孝治.新编实用药物手册[M].长沙:湖南科学技术出版社,2012,42:163.

案例十一

肠造口黏膜缺血坏死的观察与护理

肠造口黏膜缺血坏死是结直肠癌患者行肠造口[链接1]术后的常见并发症之一。据报道,肠造口黏膜缺血坏死的发生率在 2.3%～17%,常可因手术、解剖变异、个体差异、基础疾病等多种因素导致患者术后造口黏膜血运障碍。随着造口黏膜血运障碍的不断进展,导致造口发生缺血、坏死,可引起患者后期发生皮肤-黏膜分离、造口回缩、造口狭窄等多种并发症,严重者需要进行造口重建。因此,护理人员尤其是结直肠癌外科的护士更应该掌握肠造口黏膜血运情况的观察及发生血运障碍后的处理措施。本节将从案例相关知识、案例内容介绍、延伸知识解析、考核要点四个方面,展开肠造口黏膜缺血坏死的观察与护理的情景模拟案例分析。

一、案例相关知识

1. 肠造口术后黏膜缺血坏死的原因。
2. 肠造口术后黏膜缺血坏死的临床表现。
3. 肠造口术后黏膜缺血坏死判断方法。
4. 肠造口术后黏膜缺血坏死的观察与护理。
5. 肠造口术后黏膜缺血坏死的继发并发症。

二、案例内容介绍

肠造口黏膜缺血坏死是结直肠癌患者造口术后的常见并发症,如不及时干预可导致严重的继发并发症,严重者必要时行造口重建术,因此,早期进行有效的观察和处理尤为重要。本节就肛肠外科肠造口黏膜缺血坏死的观察与处置进行护理情景模拟。本案例结合临床日常工作中容易疏忽的环节,以真实的情景再现,帮助读者加深对正确处理方式的印象,易于记忆。

简要病史:患者,男性,49 岁,主诉大便形状改变,伴黏液血便 2 个月余,近 1 个月出现便意频繁,便不尽感。直肠指诊示直肠前壁可扪及高低不平的质硬肿块,肠腔狭窄呈环形,指套退出时染有血迹及黏液。肠镜检查提示:距肛缘 3 cm 处可见一 2 cm×4 cm 环形溃疡,占肠腔 3/4 周。取三块组织行病理活检,病理检查结果:直肠低分化腺癌。入院前患者接受放射治疗 2 周,结束休息 1 周后入院。既往有糖尿病,无家族史。院前完善各项检查,执行术前准备,于入院次日在全麻下行直肠癌经腹会阴联合切除术(Miles 术)。

(一) 情景模拟用物准备清单

1. 床单位及相关物品:病床、床头柜、床尾巡视卡。

2. 相关医疗物品:造口护肤粉、防漏膏、凸面造口底盘、两件式造口袋、腰带、水胶体敷料、藻酸盐敷料、弯头剪刀、手电筒、玻璃试管、石蜡油、检查手套、黄色垃圾袋、一次性换药碗、清洁棉球、100 ml 生理盐水。

(二) 场景介绍与解析

【场景 1】　患者张兵,男,49 岁,入院诊断为直肠癌,于一天前入住肛肠外科病房 10 床。经过充分的术前准备,于今日在全麻下行直肠癌经腹会阴联合切除术(Miles 术)。手术时间 6 小时,术中无输血,生命体征平稳,术后安返肛肠外科术后病房。留置胃管刻度 50 cm 接负压吸引器,颈内静脉置管、在 14 cm 处,给予 2 L/min 吸氧,骶前引流管接负压引流球,尿管接尿袋,导管均在位、引流通畅。患者生命体征、氧饱和度均在正常范围,伤口干燥、无渗血渗液。造口黏膜颜色呈暗红色,造口袋粘贴好(图 11-1)。责任护士观察造口颜色后询问手术医生,医生解释说患者术中肠黏膜颜色微暗,未予特殊处理。护士按常规完成手术交接,未对造口做特殊处理。

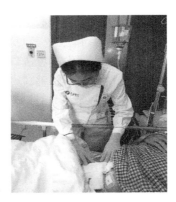

图 11-1　检查造口情况

解析 一般早期造口黏膜缺血时黏膜颜色呈暗红色或微黑色,范围常不超过 1/3,无分泌物增多及异常臭味,造口周围皮肤无改变。在本场景中,患者造口黏膜颜色微暗,低年资责任护士小李虽有怀疑患者造口黏膜颜色微暗可能存在血运障碍,但未予以足够重视,且未密切观察造口黏膜颜色[链接2],未向值班医生汇报。当造口黏膜颜色呈暗红色或微黑色改变后应及时向床位医生、值班医生沟通汇报,如未及时处理,可随黏膜持续血运障碍而发展至中度、重度黏膜缺血坏死[链接3]。

【场景2】 术后第1天,白班责任护士小孙进行交接班,发现患者造口黏膜颜色呈紫黑色(图 11-2),询问患者,无不适主诉。护士小孙打开造口袋,有微臭气味散出,考虑患者造口黏膜颜色存在血运障碍,遂联系手术医生。询问患者术中情况,医生考虑患者因术中肠管游离过于彻底,影响肠管血供。

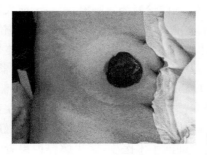

图 11-2 造口黏膜呈紫黑色

解析 护士小孙的处置方式:①透过造口袋观察造口黏膜颜色,发现颜色暗黑后,询问患者有无特殊不适情况。②打开造口袋进一步观察造口黏膜颜色及黏膜活力。③通过嗅觉闻及造口黏膜有微臭味。④汇报手术医生及值班医生,了解患者术中情况,分析造口黏膜缺血原因。造口黏膜缺血一般可由手术、解剖变异、护理不当、个体差异等多种因素引起[链接4],而在该段情景模拟中患者造口黏膜缺血可能是由于手术因素引起,即术中肠造口周围肠段肠脂垂、肠系膜游离过于彻底,导致肠造口周围血管闭合过多,血供不足。另外,护士翻阅患者病史资料及血检验结果,发现患者有糖尿病史,并存在低蛋白血症。因此,综合以上原因从而导致造口黏膜血运障碍。

【场景3】 高年资护师小陈为判断患者肠造口黏膜缺血情况,遂让责任护士小孙准备玻璃试管、石蜡油、手电筒、生理盐水、清洁棉球。拉上床帘保护患者隐私,带检查手套打开造口袋,清除造口表面分泌物及粪便,进行肠造口血运情况的判断。小陈首先打开手电筒,侧方照射造口表面,观察黏膜颜色及透光性(图11-3)。接着将玻璃试管底端用石蜡油润滑后(图11-4),缓慢插入肠造口内,深度约为2 cm,观察到造口1 cm以上黏膜颜色紫黑,以下黏膜颜色正常。

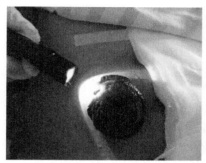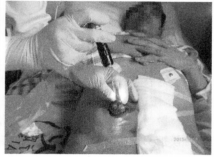

图11-3　手电筒肠造口黏膜照射法　　　　图11-4　玻璃试管法

解析　观察患者造口黏膜缺血坏死的程度要借助手电筒等工具判断其深度和广度。护士小陈则选用了手电筒侧方照射和玻璃试管法两种方法进行造口黏膜血运情况的判断,由于造口黏膜已有缺血甚至坏死的情况,因此在检查时应十分小心谨慎,动作轻柔,防止损伤造口黏膜,加重血运障碍。除以上两种方法外,还有一种临床中较少使用的判断方法,即借助软式结肠镜进行检查,该方法操作不方便,并且花费一定费用,因此临床中不常使用。在处理造口黏膜缺血坏死时,我们可参考肠造口黏膜缺血坏死护理流程图进行[链接5]。

【场景4】　责任护士在判断患者确实存在血运障碍后,汇报主治医生及造口治疗师,并给予患者每2小时撒造口护肤粉一次,使用两件式造口底盘,继续观察造口黏膜颜色。责任护士遵医嘱进行清洁造口及周围皮肤,并在造口黏膜上撒造口护肤粉、周围涂防漏膏、修剪粘贴造口袋。2小时后护士小孙欲再次进行撒造口护肤粉时,发现造口黏膜上造口护肤粉已形成硬粉块,向造口治疗师汇报并请其帮助处理(图11-5)。

解析　造口护肤粉成分为羧甲基纤维素钠(CMC),具有清除坏死组织、自溶清创的作用,患者造口表面黏膜有缺血坏死,因此给予撒造口护

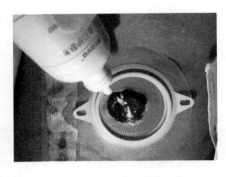

图 11‑5　为缺血造口黏膜撒造口护肤粉

肤粉可以使坏死黏膜达到自溶清创效果。护士小孙在撒造口护肤粉后发现造口护肤粉呈硬质粉块状,不但会影响自溶清创的效果,而且粉块积聚会进一步压迫造口,加重缺血症状。由于缺血黏膜表面活力不足,不能分泌黏液,撒粉易形成粉块,因此,在撒粉后应用生理盐水将造口护肤粉打湿,方便护士观察黏膜色泽,同时自溶清创效果更佳。另外,护士在修剪造口底盘时,应适当大于造口约 2 mm,防止过小压迫造口影响血供。部分患者术后造口周围会有碘仿纱,如发生有造口黏膜血运障碍时,应及时解除造口周围压迫因素,拆除碘仿纱,防止压迫周围血管。造口周围碘仿纱应由医生拆除,拆线时应避免误拆造口缝线。

【场景 5】　患者术后第 4 天,早晨查房时,护士长询问患者夜间睡眠情况,夜班护士反馈,患者夜间睡眠不稳,早餐吃得很少,家属来到病房后,患者与家属发生争执,发脾气了,埋怨家里人不关心他。护士长查房后立即电话联系了造口志愿者团队的负责人,志愿者团队队长陈先生下午两点来到病房,与患者交流了近 1 小时,患者的脸上露出了久违的笑容。

　　解析　本段场景中患者由于得知造口出现缺血症状而出现心理问题,但未向护士主动提出自己的想法,而是向家属抱怨。此时,护士应主动观察患者心理状态的变化,及时与患者及家属进行有效沟通,了解其担心的问题,帮助患者及家属消除疑虑。责任护士在确定患者存在心理问题后,应主动汇报护士长,可寻求造口志愿者[链接6]进行帮助。对于行造口手术的患者来说,尽管有医生、护士的医疗保障和其他人对其康复的关心,但这些远不如他们亲眼看到通过同样手术后,能调整得较好的患者所达到的效果。

【场景 6】　患者术后第 7 天,责任护士给予更换造口袋,打开造口袋时,有异常恶臭味(图 11‑6),造口坏死黏膜呈黑色,汇报值班医生,医生考虑该造口表面有坏死组织,无法观察正常黏膜情况,欲进行修剪坏死组织。造口治疗师考虑造口坏死黏膜与正常黏膜分界不清,修剪时机是否过早,经重新评估后建议推迟修剪坏死组织时间。

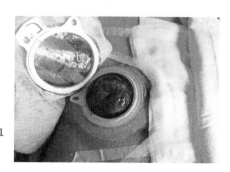

图 11-6　造口黏膜缺血坏死第 7 天情况

　　解析　本段情景中值班医生缺乏一定的造口黏膜坏死处理相关经验,术后第 7 天欲修剪坏死组织,经责任护士、造口治疗师建议推迟修剪坏死组织时间,因此时坏死组织和正常组织界线不明确,若盲目进行修剪易出现坏死组织修剪不彻底或修剪过度损伤正常组织引起出血。因此,修剪坏死组织应在与正常组织界线清晰时进行,避免过早修剪。

　　【场景7】　患者术后第 11 天,生命体征平稳,无不适主诉,伤口包扎良好无感染迹象,各留置管道已拔出,嘱患者次日出院。但考虑造口已出现黏膜坏死,部分坏死黏膜有溶解软塌现象,邀请造口治疗师进行处理。造口治疗师判断坏死组织与正常组织已分界清晰,欲进行修剪坏死组织。向患者及家属解释修剪坏死组织的必要性,取得同意并签署"清创告知知情同意书"后,进行造口黏膜坏死组织的修剪(图 11-7)。待修剪完成后,发现造口低平,略高于皮肤,且有 1/2 周皮肤黏膜分离,给予造口周围及分离处撒粉、涂防漏膏后,更换造口底盘,选择凸面底盘进行粘贴,并使用专用腰带(图 11-8)。由于次日患者出院,进行出院健康教育,教会家属更换造口袋[链接7],并嘱患者在出院后到造口门诊复查造口情况。

　　解析　本段情景模拟中,患者造口黏膜坏死组织与正常组织界线清楚,是坏死组织修剪的适当时机,可进行清创处理,但在修剪前应取得患者、家属知情同意,并签署"清创告知知情同意书",一是患者有知情同意的权利,另外也是对医护人员自身的保护。造口治疗师更换造口底盘,选择凸面底盘＋腰带进行处理,原因是修剪后的造口出现低平,如不及时处

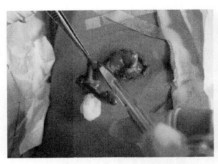

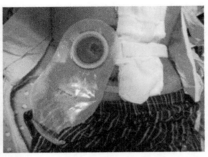

图 11-7 造口治疗师修剪坏死组织　　　图 11-8 造口袋更换(凸面底盘＋腰带)

理,易发生造口回缩^[链接8],因此选用凸面底盘＋腰带的方法进行预防。由于患者出院后造口可能会继续出现问题,因此在做好患者出院健康教育的同时,应强调患者出院后去造口门诊复诊的必要性,引起患者及家属的重视。并在出院小结上注明患者造口黏膜缺血坏死及处理情况,与造口门诊造口治疗师做好交接。

【场景8】 患者出院1周后到造口门诊进行复诊(图 11-9),造口治疗师打开造口袋,湿棉球清洁造口表面及周围皮肤,发现患者造口周围皮肤全部分离,探查分离深度约为 1 cm,造口低平,小指探查造口,有箍指感,考虑患者存在造口皮肤-黏膜分离、造口回缩的可能、造口狭窄^[链接9]等问题,遂进行藻酸盐敷料填塞,周围涂防漏膏,水胶体进行造口周围封闭,创造第二平面,继续选用凸面底盘＋腰带,防止造口回缩。由于患者存在造口狭窄问题,因此,造口治疗师向患者及家属解释造口扩张的必要性(图 11-10),并教会患者及家属进行定期造口扩张^[链接10],并嘱患者再次复

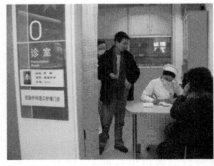

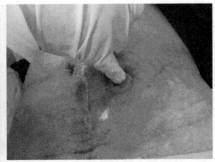

图 11-9 造口门诊　　　　　　图 11-10 造口治疗师教家属进行造口扩张

诊,直至造口恢复正常。

　　解析　本段情景模拟中患者出现造口皮肤-黏膜完全、深层分离,造口治疗师在进行评估和清洁造口、伤口后,用藻酸盐敷料填充分离处伤口,并选用水胶体敷料进行覆盖,创造第二平面,方便造口袋粘贴,防止因伤口过大造口底盘粘贴不牢导致粪水浸润分离处伤口及周围皮肤,加重造口并发症。

三、延伸知识解析

◀链接 1　什么是肠造口?

　　肠造口是指通过手术将病变的肠段切除,将一段肠管拉出(图 11-11),翻转缝于腹壁(图 11-12),用于排泄粪便。全球每年由于结直肠癌、外伤、炎症、先天性畸形等疾病而需要行肠造口达数十万人之多。国外文献有关肠造口的记载已有 500 多年的历史,但用于治疗目的、有计划的肠造口术仅有两三百年历史。肠造口术在世界各地都得到广泛应用:美国每年结肠造口患者约 10 万人,至今已有肠造口 75 万人;英国每年结肠造口约有 10 万人,回肠造口约 1 万人;估计我国至今累计有 100 万例永久性肠造口患者,而且每年新增 10 万左右。

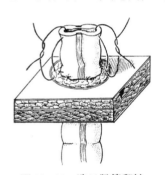

图 11-11　造口肠管翻转

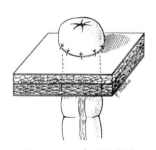

图 11-12　造口示意图

　　正常肠造口是红色的、与口腔黏膜颜色一样,柔软、光滑,一般为圆形或椭圆形。造口黏膜一般高于皮肤 1～2 cm,直径 2～4 cm。

◀链接 2　造口术后评估

　　造口患者术后,除了常规护理外还需要评估造口的功能及周围皮肤情况,评估造口一般在术后 24 小时内进行。

1. 造口的颜色：为正常肠黏膜的颜色，呈红色或粉红色，表面光滑且湿润，黏膜富有弹性，当造口黏膜苍白、暗红色、黑色，应进一步观察。如果患者术前肠镜检查提示有结肠黑变病，行结肠造口后造口黏膜为黑色。术后14日内黏膜水肿是正常现象，造口变得肿胀、发亮、呈半透明，水肿一般自然消退。

2. 造口形状及大小：回肠单腔造口圆形、大小为1.5～2.0 cm；回肠襻式造口椭圆形、短轴为1.5～2.0 cm、长轴为2.0～3.0 cm；乙状结肠单腔造口圆形、大小为2.0～3.0 cm；横结肠襻式造口椭圆形、短轴为2.0～3.0 cm、长轴为3.0～4.0 cm。造口底板的裁剪应根据造口大小和形状来决定，造口的大小用底板测量板测量造口的基底部，圆形测直径、椭圆形测长轴和短轴、不规则图形时用图形表示。造口大小在术后4～8周内会有所变化。襻式造口支撑棒（图11-13）去除后应重新评估。

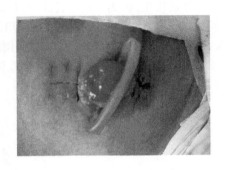

图11-13　支撑棒

3. 造口高度：造口高度记录为突出、平坦、回缩、脱垂等。乙状结肠造口高出皮肤0.5～1.0 cm；回肠造口高出皮肤1～2 cm；横结肠造口高出皮肤1～2 cm。适宜的造口高度便于造口袋的粘贴，可预防排泄物对造口边缘皮肤的刺激。造口回缩，贴上造口袋后，其开口处与造口底板齐平，排泄物易渗漏到底板下刺激皮肤，造成皮肤损伤。造口脱垂、黏膜外露过多、造口底板对黏膜的摩擦，易引起黏膜的糜烂和坏死。

4. 造口位置：造口位于右上腹、右下腹、左上腹、左下腹、中上腹、脐部、切口上等。

5. 造口类型：根据手术记录确认造口类型，有乙状结肠单腔造口、回肠单腔造口、回肠襻式造口、横结肠襻式造口等。

6. 造口周围皮肤：造口黏膜与周围皮肤经缝合后，皮肤黏膜紧密愈合。外露缝线术后7～10天拆除。周围皮肤应健康、完整，是正常皮肤。

对毛发稠密的患者,粘贴造口袋前应将毛发剪除。

7. 造口功能:回肠造口术后 24 小时内恢复功能,术后早期会排出大量小肠液,排出液量可达 2~3 L。当排出液量大于 1 000 ml 时称为高排量造口,此时应监测患者水电平衡。术后 2~8 周小肠分泌物会下降到每天500~800 ml,患者进食后可补充纤维素,达到每天最大排出量不超过1 L。结肠造口 2~3 天恢复,先排气后排便。早期时液体状,随着时间的推移,肠道吸收逐渐增加,排出量减少,大便性质变得更黏稠。远段结肠造口比近端结肠造口的排出量黏稠且量少。

链接 3 肠造口黏膜缺血坏死的临床表现及处理原则

1. 轻度造口黏膜缺血:黏膜呈暗红色或微紫色,范围不超过黏膜外1/3,无分泌物增多及异常臭味,造口周围皮肤无改变。

2. 中度造口黏膜缺血:黏膜呈紫黑色,范围为黏膜外中 2/3,造口中央黏膜呈淡红色,用力摩擦可见黏膜出血,有分泌物及异常臭味,坏死在腹壁筋膜以上。

3. 重度造口黏膜缺血:黏膜全部呈漆黑色,摩擦黏膜未见出血,有大量异常臭味的分泌物,造口部位坏死在腹壁筋膜下,引起粪性腹膜炎。

详见表 11 - 1。

表 11 - 1　肠造口黏膜缺血坏死分度

分度	色泽	范围	分泌物异常臭味	摩擦黏膜有无出血点	坏死程度	处理原则
轻度	暗红色或微紫色	不超过黏膜外 1/3	无	有	造口无改变	坏死常自行脱落,创面愈合后造口功能无影响
中度	紫黑色	造口黏膜外中 2/3	有	有	腹壁筋膜上	严密观察坏死趋向,健康组织与坏死区界线明确后清除坏死组织
重度	漆黑色	全部	大量	无	腹壁筋膜下有腹膜炎	需行急诊手术切除坏死肠段,重做肠造口

链接 4　肠造口黏膜缺血坏死的原因

1. 手术损伤结肠边缘动脉。
2. 提出肠管时牵拉张力过大。
3. 扭曲及压迫肠系膜血管导致供血不足。
4. 开口太小或缝合过紧,影响肠壁血供。
5. 严重的动脉硬化或因肠梗阻过久引起肠肿胀导致肠壁长期缺氧。
6. 护理因素:造口底盘中心孔过小、腹带压迫。
7. 基础疾病:糖尿病、严重动脉硬化、肠梗阻致肠壁水肿。

链接 5　肠造口黏膜缺血坏死护理流程图

见图 11 - 14。

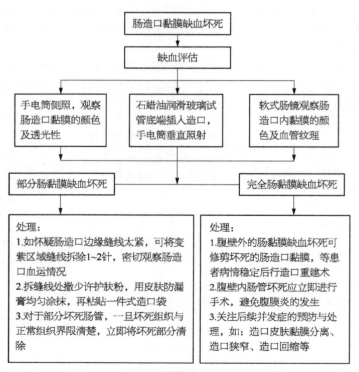

图 11 - 14　肠造口黏膜缺血坏死护理流程图

◀链接6　造口访问者

造口访问者是指接受肠造口手术后,拥有较好的造口自我护理能力和体会,同时具备较高的思想境界、乐于帮助其他造口人的造口者。由造口访问者组成的小组称为造口访问小组。在医院允许的情况下,造口访问小组成员自愿免费定期或不定期地到医院探访即将行造口手术或刚行造口手术的患者,以增强患者战胜疾病的信心。对于即将行造口手术或刚行造口手术的患者来说,尽管有医生、护士的医疗保障和其他人对其康复的关心,但这些远不如他们亲眼看到通过同样手术后,能调整得较好的患者所达到的效果。在发达国家和地区,访问者开展医院探访的自愿服务工作已经有50多年的历史,得到造口患者及家属的极力拥护。广州中山大学附属肿瘤医院于1998年开始,在医院领导们的大力支持下,由结直肠科医护人员组织访问者介入到造口患者的围手术期护理工作中,取得很好的效果。造口访问者以他们的亲身经历,帮助即将行造口手术的患者及家属更好地度过感情危机期。同时造口访问者自身的健康形象无形中对即将行造口手术的患者是一种莫大的鼓励,起到了医务人员难以发挥的作用。手术后初期的造口者与做过相同手术的人谈心,同病相怜会令人更感慰藉,从而消除对造口的恐惧。造口访问者积极的生活态度无形中对新造口者是一种莫大的安慰和鼓励,同时从交流中学习护理造口的秘诀。在患者术后进行探访目的是让患者表达他们的想法;鼓励患者;解除患者的忧虑;使患者和家庭成员确信自我护理是可以进行的。探访技巧:患者手术后不宜过早探访,最好待造口患者的身体情况恢复后才进行,效果会更好;对于即将出院者宜多交流回家康复中的护理问题。

◀链接7　造口袋更换流程:佩戴(A)—揭除(R)—检查(C)

国外的一项临床研究显示,永久性造口人士造口周围皮肤问题的发生率较高,其中回肠造口为57%,尿路造口为48%,结肠造口为35%。出现皮肤问题的造口人士中,57%属于轻度,33%属于中度,10%属于重度。有研究表明,排泄物的渗漏是导致皮肤浸渍最常见的原因,但大多数造口人士并未意识到自己的造口周围皮肤出现了问题,只有20%的造口人士会到专业的造口门诊就诊。为了降低造口周围皮肤问题的发生率,提高造口人士的生活质量,需要指导患者学习并掌握正确的造口用品更换流程——ARC。

（一）Apply——佩戴

1. 原则：造口底盘紧密粘贴在造口周围，无排泄物渗漏而引起皮肤浸渍。

2. 操作注意点

（1）皮肤用清水擦拭干净，避免使用含乙醇的消毒液。

（2）修剪的造口底盘中心孔必须与造口的形状与大小匹配，过大会使造口周围皮肤受到浸渍，过小会影响造口的血运。

（3）定期检查造口形状和大小，造口底盘中心孔需要根据造口形状及大小的改变及时调整，尤其是有造口疝者。

（4）粘贴造口底盘时，必须保证造口周围皮肤干爽，一旦有排泄物排出，应再次清洁并擦干后粘贴底盘。因为造口底盘粘贴在湿的皮肤上很快就会渗漏，渗漏会导致皮肤受损影响造口底盘的粘贴，反复会出现恶性循环，加重造口周围的皮肤问题。

（5）老年人或造口周围皮肤皱褶多时，佩戴时将皮肤绷紧可预防渗漏。常规使用护肤粉、防漏膏，必要时用皮肤保护膜保护，可以减少底盘渗漏刺激造口周围皮肤。

（二）Remove——揭除

1. 原则：轻柔地揭除造口底盘，将机械性损伤的风险降至最低。

2. 操作注意点

（1）规律地更换造口用品和轻柔地揭除，可以最大限度地减少对造口周围皮肤的压力和刺激。造口人士要慢慢摸索出造口底盘的更换频率，不能出现渗漏才更换；揭除造口底盘时要一边按压皮肤一边轻柔揭除底盘，遇到揭除时出现疼痛，可以从另一侧慢慢揭除，避免用力撕扯而造成机械性损伤。

（2）无论患者的造口用品更换频率如何，当感觉到底盘下的皮肤有瘙痒或灼烧等不适感，要建议及时更换。理论上说，要在浸渍出现前和渗漏发生前进行用品更换。

（3）毛发多的造口人士，每次更换造口底盘时，需要剃除造口周围的毛发，防止揭除造口底盘时损伤毛囊引发毛囊炎。

（三）Check——检查

1. 原则：通过检查造口底盘及黏胶覆盖下的皮肤，发现更换流程是否恰当。

2. 操作注意点

（1）评估底盘：是否有排泄物残留（渗漏）；底盘黏胶颜色是否改变；黏胶是否溶解，有时造口底盘上可以观察到皮肤相应位置的浸渍，底盘黏胶被腐蚀、造口周围皮肤上有排泄物或皮肤浸渍，提示我们需要缩短更换的时间。

（2）评估造口周围皮肤：皮肤颜色是否改变，检查造口周围的皮肤是否有发红或破损；皮肤上是否有排泄物渗漏；皮肤上是否有黏胶残留（必要时可以使用镜子来帮助检查）。

（3）正常的情况：底盘无腐蚀，底盘下的皮肤颜色正常（与对侧腹部皮肤相同）。

预防重于治疗，如果造口人士能熟练掌握正确的更换流程，避免造口底盘的渗漏，可以减少或预防造口皮肤问题的发生，减轻造口人士的心理负担，提高造口人士的生活质量，使每个造口人士能尽早恢复术前的状态，尽快融入社会。

链接8　造口回缩相关知识

造口回缩常由以下几个因素引起：①造口黏膜缺血性坏死后，坏死黏膜脱落、肠管回缩。②肠管游离不充分，外翻肠管长度不够。③造口处缝线固定不牢或缝线过早脱落。④襻式造口支撑棒过早拔除。⑤术后体重猛增，造口周围脂肪组织过多。临床表现为造口开口平齐或低于造口周围皮肤水平，当粪便稀软时，尤其是回肠造口者，容易引起排泄物渗漏，导致造口周围皮肤损伤。发生回肠造口回缩者可选用凸面底板加腰带固定，以抬高造口基底部，使黏膜被动抬高。皮肤损伤者用皮肤保护膜、护肤粉、防漏膏，保护皮肤不受排泄物的刺激。结肠回缩者可选用灌洗的方法，过度肥胖者可减轻体重，必要时手指扩张预防造口狭窄的发生。

链接9　造口狭窄相关知识

造口狭窄是造口黏膜缺血坏死后的常见继发并发症，可因手术时皮肤或腹壁内肌肉层开口太小、造口术后黏膜缺血坏死、回缩、皮肤黏膜分离后肉芽组织增生、瘢痕收缩、克罗恩病复发、局部肿瘤复发、二期愈合后瘢痕组织收缩等因素引起。美国已注册造口患者中造口狭窄的发生率约为4%，国内研究显示为6%～15%，如不及时进行造口扩张可引起出口梗阻,严重者需进行外科手术治疗。因此,早期发现、早期干预是预防重度狭窄的重要举措。手指扩张法是治疗和预防造口回缩的关键措施。同时应给予患者饮食指导:保持大便通畅,避免进难消化食物,如蘑菇、玉米等。诱发肠梗阻时,应禁食后急诊就医。对黏膜缺血、坏死、回缩、皮肤黏膜分离者,术后应定时随访,可行预防性造口扩张,小指无法通过者可考虑手术治疗。

链接 10　造口扩张方法

造口扩张可用于预防和治疗造口狭窄。

1. 选择小指插入造口,深度为 2～3 cm。

2. 手指置入造口保留 3～5 分钟。

3. 治疗性造口扩张应每日 1 次,预防性可在每次更换造口袋时进行。

4. 在进行扩张时应小心动作轻柔,避免造口出血,引起患者疼痛。

5. 应避免使用锐器扩张,防止损伤肠管。

6. 扩张时应按照小指→示指→拇指的顺序进行。

四、考核要点

1. 造口黏膜缺血坏死的原因。

2. 造口黏膜缺血坏死的临床表现及处理原则。

3. 造口黏膜缺血坏死的判断方法。

4. 造口黏膜缺血坏死的观察及护理。

5. 造口黏膜缺血坏死继发并发症的预防。

6. 造口扩张方法。

(邱　群　周茹珍)

- - - - 参考文献 - - - -

[1] 李菊云.肠造口缺血坏死的预见性护理[J].中国医药指南,2010,8(33):146—147.

[2] 李丽,左萍,梁珠明,等.1＋2肠造口坏死的护理启示[J].中外健康文摘,

2014,14：212—212.

［3］刘莉.1例肠造口完全性缺血坏死的护理［J］.实用临床医药杂志,2008,4(4)：18—19.

［4］刘伟,徐姝娟.1例 Miles 术后肠造口完全性缺血坏死的护理［J］.当代护士(学术版),2014,9：97—97,98.

［5］Janice C. Colwell, Laurie McNichol, Joy Boarini. North America wound, ostomy, and continence and enterostomal therapy nurses current ostomy care practice related to peristomal skin issues［J］. J Wound Ostomy Continence Nurs, 2017,44(3)：257—261.

［6］Formijne Jonkers HA, Draaisma WA, Roskott AM, et al. Early complications after stoma formation：a prospective cohort study in 100 patients with 1-year follow-up［J］. Int J Colorectal Dis, 2012, 27(8)：1095—1099.

［7］甄莉.2例结肠造口坏死病人的护理［J］.全科护理,2012,10(36)：3429—3429.

［8］张其健.Miles 术结肠造口并发症的护理［J］.护理学杂志,2004,19(24)：25—26.

［9］冯菁.结肠造口术的并发症治疗及护理［J］.中外健康文摘,2013,22：256—257.

［10］龙建卫.结肠造瘘口肠管血运障碍原因分析［J］.中国肿瘤外科杂志,2010,2(3)：187—188.

［11］Shabbir J, Britton DC. Stoma complications：a literature overview［J］. Colorectal Dis, 2010, 12(10)：958—964.

［12］彭伟炜.Miles 术后结肠造口并发症的原因及防治［J］.齐齐哈尔医学院学报,2010,31(14)：2284—2285.

［13］喻德洪.肠造口治疗［M］.北京：人民卫生出版社,2004.

［14］周志伟.造口康复治疗理论与实践［M］.北京：中国医药科技出版社,2006.

［15］胡爱玲,郑美春,李伟娟.现代伤口与肠造口临床护理实践［M］.北京：中国协和医科大学出版社,2010.

PACU 内气道紧急事件的
识别与护理实践

麻醉后监测治疗室（post-anesthesia care unit，PACU），俗称麻醉苏醒室，是对麻醉后复苏期患者短时间内集中观察的场所。在 PACU 内的苏醒期患者，由于麻醉与手术等因素的影响容易发生心血管意外、反流误吸、呼吸道梗阻及躁动等并发症，其中，尤以呼吸系统并发症最为常见，发生率为 5.3%。因此，PACU 内患者的气道管理一直是手术后患者顺利康复起始阶段最为重要的护理问题。本节将从案例相关知识、案例内容介绍、延伸知识解析、考核要点四个方面，展开 PACU 内气道紧急事件的识别与处理的情景模拟案例分析。

一、案例相关知识

1. 全身麻醉及其实施过程。
2. 喉罩通气患者的观察要点。
3. 紧急气管插管的护理配合。
4. 拔除气管导管的指征与拔管流程。
5. PACU 内全麻苏醒期患者常见并发症的观察与护理。

二、案例内容介绍

PACU 内一般是由一名高年资麻醉主治医师以上人员和数名临床麻醉护士组成医护团队，对麻醉苏醒期患者实施监测与管理；PACU 内患者的护理安全是 PACU 内麻醉护士的主要工作内容。本节就 PACU 内气道紧急事件的识别与处理进行护理情景模拟。本案例结合护士在 PACU 内经历的全麻患者因留置喉罩漏气而进行紧急气管插管的气道紧急事件，以真实的情景再现，帮助读者加深对正确处理方式的印象，易于记忆。

（一）情景模拟用物准备清单

1. 床单位及仪器设备：手术推车、输液杆、呼吸机、监护仪、电话机。

2. 基础医疗物品：病历夹、病号服、吸氧装置及鼻氧管、吸引装置及管道、吸痰管、苏醒室再插管箱、呼吸面罩、呼吸机管路、喉罩、气管导管、可视喉镜、牙垫、胶布、平衡液、输液管道、套管针、贴膜、20 ml 空针、血气单、治疗车、垃圾桶等。

(二) 场景介绍与解析

【场景1】　某工作日的8点，PACU内2名临床麻醉护士按常规工作流程在进行收治患者前的准备工作，她们安装呼吸机管路并检测其运行情况，连接好吸引与吸氧装置，检查再插管箱内物品是否齐全、可视喉镜是否处于备用状态。此时麻醉医师接到手术间的电话：患者王玲，女，22岁，50 kg，急诊在喉罩全麻下行阑尾切除术，手术结束但患者自主呼吸未恢复，拟10分钟后转至苏醒室实施苏醒拔除喉罩。麻醉医师立即指导护士调整好呼吸机参数，准备迎接患者。8分钟后患者转入苏醒室，喉罩连接呼吸机，同时连接心电监护仪监测 ECG、SPO_2、$ETCO_2$ 和血压。手术间麻醉医师与 PACU 麻醉医师进行病情交接：患者一般情况良好，麻醉诱导用药为罗库溴铵100 mg、丙泊酚100 mg，芬太尼0.1 mg，术中以七氟醚、瑞芬太尼维持麻醉，手术结束前10分钟停麻醉维持药，常规给予肌松拮抗，手术7:15开始，8:47结束。手术间护士与麻醉护士按照"手术患者交接核查表"内容逐项交接。护士小钱俯身听到喉罩有漏气的声音，立即告知麻醉医师。麻醉医师进一步判断后立即调整喉罩位置，漏气现象未改善，继续观察，等待患者苏醒(图12-1)。

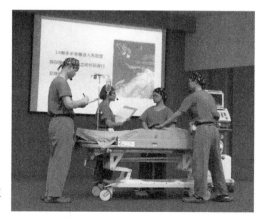

图 12-1　入苏醒室的交接核查

解析　在本场景中,PACU[链接1]内接收了一位喉罩通气麻醉的患者,喉罩[链接2]作为一种不稳定性气道,原则上不适合将患者转运至 PACU 内苏醒。该类患者一旦转至 PACU,麻醉护士应评估患者的通气功能,评估喉罩有无漏气[链接3]。

【场景 2】　随着喉罩漏气时间的延长而患者又未满足拔管指征,无法拔除喉罩,患者的血压逐渐上升至 160/95 mmHg,心率也逐渐加快至120 次/分。监护仪显示呼气末二氧化碳监测数值逐渐上升至50 mmHg。麻醉医师指示立即抽取动脉血行血气分析检测,血气分析检测结果提示PCO$_2$ 60 mmHg,患者已有二氧化碳蓄积。PACU 内麻醉医师考虑到由于手术间麻醉医师对患者手术时间的预估过长,诱导时使用了过多的肌松药,术中又使用七氟醚维持且未在适当的时间停药。为了患者安全,PACU 内麻醉医师立即决定:拔除喉罩,紧急更换经口气管插管,接呼吸机辅助呼吸以纠正患者通气不足。麻醉护士立即遵医嘱取来再插管箱及全麻药箱,配合麻醉医师完成气管插管等一系列操作(图 12-2)。

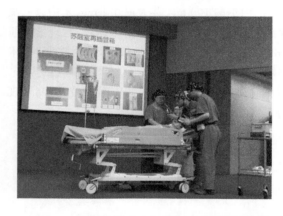

图 12-2　气管插管

解析　在本场景中,患者由于喉罩漏气时间的延长导致通气不足,二氧化碳逐渐蓄积,出现高二氧化碳血症[链接4],非常危险。麻醉医师指示立即拔除喉罩,更换经口气管插管接呼吸机辅助呼吸。麻醉护士立即配合麻醉医师完成紧急气管插管等一系列操作[链接5]。

【场景 3】　患者更换气管插管 30 分钟后,各项生命体征指标有所好转,二氧化碳分压降至 40 mmHg。患者意识逐渐恢复,身体轻微动了一下,麻醉护士呼唤其名字,患者能睁眼、点头、握手,经麻醉医师进一步评

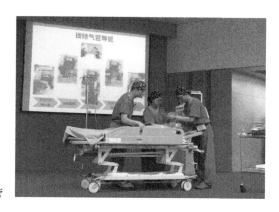

图 12-3 拔除气管导管

估后指示麻醉护士拔除气管导管(图 12-3)。

解析 在本场景中麻醉医师判断患者达到拔除气管插管的指征[链接6]后,由 2 名麻醉护士配合拔除气管导管:其中 1 人将气管导管与牙垫分离,使用空针准备抽空气囊;另 1 人嘱患者吸气,在吸气高峰放松套囊拔除气管导管,并立即给予患者鼻导管吸氧[链接7]。

【场景 4】 患者拔除气管导管后继续观察了 30 分钟,期间患者生命体征平稳、意识清楚、肌力正常、符合苏醒室出室标准(图 12-4)。麻醉护士请示麻醉医师后,同意患者转出,由手术医师、麻醉护士和卫生员 3 人共同护送将患者转运至普通病房。

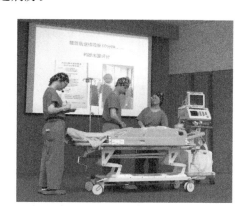

图 12-4 出室评分

解析 在本场景中全麻患者拔除气管导管后 30 分钟内应严密观察病情变化[链接8],尤其应加强苏醒期并发症的观察,一旦出现,立即遵医嘱配合医师处理[链接9]。患者 Aldrete 评分＞9 分[链接10]，符合出室标准时，由手术医师、麻醉护士和卫生员一起将患者安全转运至病房。

三、延伸知识解析

链接1　PACU 内气道管理的重要性

为了加强对麻醉复苏期患者的管理，我国《三级综合医院评审标准（2011版）》要求三级以上医院的麻醉科必须开设麻醉后恢复室（recovery room），即麻醉后监测治疗室（PACU）对麻醉后患者进行集中的严密观察和监测。PACU 内麻醉苏醒期患者，其生理功能由于麻醉而产生紊乱，加之麻醉药物的残留，患者机体的保护性反射尚未完全恢复，更易导致心血管意外、误吸、呼吸道梗阻、呕吐、躁动等并发症发生。其中呼吸道并发症是麻醉复苏期最为常见的并发症，其常见类型为喉痉挛、舌后坠与喉头水肿等，而气管导管拔除是发生呼吸道并发症的高风险时段。目前，为了加快手术室的周转，避免麻醉苏醒拔管对手术间利用率的影响，越来越多的医院麻醉科开始在 PACU 内完成全麻患者的麻醉苏醒与气管导管拔除。研究表明，全麻患者气管导管拔除时常会因麻醉变浅、吸痰、拔管等刺激，使患者发生剧烈呛咳、血压升高、心动过速、躁动、喉痉挛、舌后坠等并发症，而这些应激反应对合并心脑血管高危患者（如高血压、冠心病）可致心肌缺血、心肌梗死、脑血管意外等。因此，气管导管拔除日益成为 PACU 内最为常见而复杂的临床操作，PACU 内患者的气道管理也成为了麻醉护士的主要工作内容，其护理质量直接关系到患者的术后恢复进程与生活质量。

链接2　全身麻醉与通气方式选择

1. 定义：全身麻醉（general anesthesia）简称全麻，是麻醉药作用于中枢神经系统并抑制其功能，以使全身疼痛消失的麻醉方法。全身麻醉是目前临床麻醉最常用的方法，因麻醉药物对中枢神经的控制可控、可逆、也无时间限制，患者清醒后不留任何后遗症，且较局部和阻滞麻醉更舒适和安全，故适用于身体各部位手术时。全身麻醉按麻醉药物进入体内的途径不同分为吸入麻醉、非吸入麻醉和复合麻醉。

2. 全身麻醉的实施：分为麻醉诱导期、麻醉维持期与麻醉苏醒期三阶段。

（1）麻醉诱导期：即患者由清醒转入麻醉状态的过程。麻醉诱导期是全身麻醉最初、最危险的阶段。先以面罩吸入纯氧2~3分钟,再根据病情选择适当的静脉麻醉药和剂量,自静脉缓慢注入,待患者意识丧失后注入肌松药,直至其全身骨骼肌及下颌逐渐松弛,呼吸由浅到完全停止后采用麻醉面罩进行人工呼吸,然后进行气管插管,成功后立即与麻醉机连接并行人工呼吸或呼吸机机械通气。

(2)麻醉维持在完成麻醉诱导后,采用单次、分次或连续注入的方法,经静脉或吸入给药以维持麻醉深度和达到稳定的麻醉状态。麻醉维持一般采用复合麻醉,联合应用多种麻醉方法维持适宜的麻醉深度,确保麻醉前安全。

(3)麻醉苏醒即全麻停止后患者由麻醉状态逐步向神志清醒转变的阶段。此期由于药物对机体的影响仍将持续一段时间,随时可能出现呼吸、循环、代谢等方面的异常、意外或并发症。

3. 全身麻醉的通气方式:围术期可根据不同情况采用不同的方法维持气道通畅,如面罩、口咽通气道、喉罩及气管插管等,麻醉护士必须熟练掌握这些气道管理技术。气道通气方式以声门为界可分为声门上通气和声门下通气。其中喉罩通气道是最常用的声门上通气,气管插管是最常用的声门下通气。

(1)喉罩通气道(laryngeal mask airway,LMA)是安置于咽喉腔,用气囊封闭食管和咽喉腔,经喉腔通气的人工气道。喉罩是介于面罩和气管插管之间的通气工具,主要由套囊、喉罩插管、指示球囊、充气管、机器端接头和充气阀组成。其通气管前端衔接一个用硅橡胶制成的扁长凹形罩囊,大小正好盖住喉头;置入咽喉部后,套囊充气后,在喉的周围形成一个密封圈,喉罩后面堵住食道口,前面对声门,既可让患者自主呼吸,又可接气源行人工或机械通气。喉罩既可选择性地用于麻醉,也可用于急症困难气道。禁用于咽喉部病变;气管受压、气管软化及声门下阻塞使肺通气不良者;伴有反流、误吸危险性及呼吸道大出血的患者;呼吸道分泌物多的患者;肺顺应性差、气道阻力高的患者,如严重肥胖及慢性呼吸道疾病患者。喉罩的优点为:与气管插管相比较,喉罩刺激小,患者更易于接受;插入和拔出时心血管系统反应较小;术后较少发生咽喉痛;无需使用肌松药便可置入;操作简单、易学。

(2)气管内插管是指将特制的气管导管,通过口腔或鼻腔插入患者气管内,是一种气管内麻醉和抢救患者的技术,也是保持上呼吸道通畅的最可靠手段。普通气管插管由单腔进气管、防漏套囊、导管接头三部分组成。进气管是气管导管的主体,采用医用塑料制成,具有一定弹性和硬度,能保持弧度,不易受压或折曲,气管导管的远端呈斜口,与声门解剖相适应,近端与导管接头相连,具有不同的规格型号。

链接3 喉罩通气患者的观察要点

喉罩置入成功后,首先应确定置入喉罩位置,观察胸廓起伏,听诊双肺,听诊颈前区是否漏气。漏气与喉罩位置、潮气量过大、气压过高以及罩囊内注气少有关。正压通气时,潮气量应设置 $6\sim8$ ml/kg,呼吸频率 $12\sim14$ 次/分,气道压力 $15\sim20$ cmH$_2$O,罩囊内压<60 mmHg。喉罩通气适用于 $2\sim3$ 小时手术。手术结束,患者清醒后应立即抽气拔出喉罩。由于喉罩位置极易受到患者体位搬动等影响,而喉罩位置一旦变化又极有可能导致喉罩漏气或气道梗阻,直接影响通气效果,因此术后应尽量在手术间不搬动患者的情况下苏醒拔除喉罩。对于因各种原因搬运至PACU 苏醒拔除喉罩的患者,入苏醒室后护士应重点观察喉罩是否漏气,可通过听漏气声、看呼吸机的实际潮气量或者看患者腹部是否膨隆,判断是否存在漏气。对于怀疑有喉罩漏气的患者,尤其应严密观察有无 CO$_2$蓄积,注意监护仪的呼气末二氧化碳数值(正常值 30$\sim$40 mmHg)或进行动脉血气分析,查看动脉血中二氧化碳分压数值(正常值 35 $\sim$ 45 mmHg)。一旦有二氧化碳蓄积趋势,应积极调整喉罩位置,改善通气,如效果不佳则应果断地拔除喉罩更换气管插管。

链接4 高二氧化碳血症相关知识

各种原因导致二氧化碳蓄积使 $PaCO_2$>45 mmHg,为高二氧化碳血症。严重和长时间的二氧化碳蓄积可对机体循环、呼吸、神经及内环境等系统产生不良影响,重者可危及生命。

1. 常见原因

(1)肺泡低通气相关疾病:①原发性肺泡低通气。②肥胖低通气综合征。③胸廓畸形。④中枢性睡眠呼吸暂停。⑤特发性睡眠呼吸暂停。⑥陈-施呼吸。⑦神经肌肉疾病。⑧阻塞性肺疾病。

(2)心血管疾病:右向左分流患者,由于部分静脉血未经过肺泡进行气体交换而直接汇入动脉中,使二氧化碳得不到充分排出。

（3）麻醉期非气管插管患者：①呼吸道梗阻或阻塞。②镇静、镇痛药物的使用引起呼吸中枢不同程度地抑制。③二氧化碳的产出增加，如寒战、感染、交感神经系统活动增强等状态。

（4）麻醉期气管插管患者：①肺泡有效通气量低。②吸入高浓度二氧化碳。③二氧化碳的产出增加。

（5）手术因素：①腹内巨大肿瘤、腹水、肠梗阻降低肺的顺应性。②胸部和上腹部创伤引起的肺挫伤、肺不张。③张力性血胸或气胸压迫肺组织。④创伤或胸颈部手术损伤膈神经。⑤多发性肋骨骨折和伴随的连枷胸、肺挫伤引起的反常呼吸。⑥腹腔镜手术向腹腔内充入二氧化碳，可经腹膜吸收入血，造成血中二氧化碳分压增高。

2. 临床表现：呼吸幅度增大，呼吸频率增加，每分通气量加大。气管插管患者可出现呼气末二氧化碳波形抬高、数值＞40 mmHg。心率增快、血压轻度增高，可出现心律失常。头痛、颅内压增高，可出现嗜睡、昏迷或躁动、抽搐等，呼气末二氧化碳达 90～100 mmHg 以上可引起昏迷。还可出现少尿、高血钾。

3. 预防、治疗与护理

（1）预防：①避免使用抑制肺通气的药物及限制肺泡通气的措施。②维持呼吸道通畅。③保证足够的通气量。

（2）治疗与护理：①保持呼吸道通畅：对非气管插管麻醉患者，可采取提下颌或放置口咽或鼻咽通气道的方法，必要时行气管插管。对气管插管或喉罩插管的患者，应迅速解除呼吸机故障，调整导管或喉罩深度及位置，及时清除呼吸道分泌物或异物。②解除气道痉挛。③适当增加通气量。④更换钠石灰。⑤调整呼吸机参数，适当延长吸气时间，增加二氧化碳的弥散。⑥腹腔镜手术时注意监测是否有二氧化碳泄漏和扩散。

链接5　紧急气管插管的护理配合

苏醒室患者病情多变，针对拔管后可能出现的再插管要做好充分的物品准备。麻醉护士首先应备齐再插管物品，包括可视喉镜、各型号气管导管（7.5/7.0/6.5/6.0/5.5）、固定胶带、牙垫、气导胶、成人面罩（大号、中号）、空针（20 ml、5 ml）、气管插管导丝等物品。其次准备全麻诱导用药，包括镇静药（如丙泊酚）、肌松药（如罗库溴铵）和镇痛药（如芬太尼）等。物品准备完毕，一名护士快速拔除喉罩后，使用面罩加压给氧；另一名护士遵医嘱静推麻醉药物,麻醉医师使用可视喉镜进行气管插管操作,麻醉护士配合拔出气管导管的导丝,并使用听诊器听两肺呼吸音清且对称后,协助麻醉医师打气囊、放置牙垫,最后使用胶布固定气管导管。

链接6 拔除气管导管的指征

没有单一的指征能保证可以成功地拔除气管导管。下列指征有助于评估术后患者是否可以拔管:

1. 患者意识清醒、咳嗽反射、吞咽反射恢复,可以合作。

2. 呼吸方式正常。T形管通气试验表明,患者能自主呼吸,呼吸不费力,呼吸频率<30次/分,潮气量>300 ml。注意单纯测定肺活量或最大吸气气压的价值是有限的。

3. 能睁眼、皱眉,肌力完全恢复。

4. 无严重酸碱失衡,无缺氧(PaO_2 80 ～ 100 mmHg 或 SpO_2 92%～99%)。

5. 循环功能稳定:无需紧急处理的心律不齐、无需紧急处理的高血压或低血压。

6. 确定拔管后不会因手术部位(如头颅手术、喉部、咽部手术等)而发生上呼吸道阻塞。

7. 满足以上条件者,由麻醉医师下医嘱,麻醉护士在医师指导下执行拔除气管导管。

链接7 拔除气管导管的流程

1. 气管导管拔除前的准备:拔管操作与气管插管具有同样的风险,所以在拔管时应准备与插管时相同水平的监护、设备及助手,确保在最短的时间内对患者进行有效通气或再插管,保证拔管时的安全。另外,与外科医师及手术团队的充分沟通也是拔管安全的重要保障。

(1)物品准备:①再插管箱:再插管箱是确保在最短的时间内对患者进行有效通气或再插管的有效保证。再插管箱内物品包括:喉镜、可视喉镜、各型号气管导管(7.5/7.0/6.5/6.0/5.5)、喉罩、固定胶带、牙垫、气导胶、成人面罩(大号、中号)、空针(20 ml、5 ml)、气管插管导丝、口(鼻)咽通气道、简易呼吸器。②吸引装置:负压吸引装置、吸痰管。③吸氧装置:氧气湿化装置、吸氧管。④监护仪:可监测脉搏氧饱和度、ECG

（心电监护）、呼吸、血压。

（2）患者准备：①氧储备：拔管前需建立充分的氧储备，给予患者高流量氧（4~6 L/min）吸入，以维持拔管后呼吸暂停时机体的氧摄取，同时可以为进一步气道处理争取时间。②体位安置：尚无证据表明某一种体位适合所有的患者，目前主要倾向于头高脚低位和半侧卧位。头高脚底位尤其适用于肥胖患者，左侧卧头低位常用于饱胃患者。③深麻醉下吸引：口咽部非直视下吸引可能会引起软组织损伤，理想情况应该在足够麻醉深度下使用喉镜辅助吸引，特别是那些口咽部存在分泌物、血液及手术碎片污染的患者。对于气道内存在血液的患者，因存在凝血块阻塞气道的可能性，吸引时应更加小心。进行下呼吸道吸引时，可使用细的支气管内吸痰管。④肺复张：保持一定的呼气末正压（PEEP）及肺活量呼吸等肺复张措施可暂时性地减少肺不张的发生，但对术后改善肺不张作用不大。在吸气高峰同时放松气管导管套囊并随着发生的正压呼气拔出气管导管可产生一个正压的呼气，有利于分泌物的排出，并减少喉痉挛和屏气的发生率。⑤牙垫：牙垫可防止麻醉中患者咬合气管导管导致气道梗阻。在气管导管阻塞的情况下，用力吸气可迅速导致肺水肿。一旦发生咬合，迅速将气管导管或喉罩套囊泄气，因气体可从导管周围流出，避免了气道内极度负压的产生，可能有助于防止梗阻后肺水肿的发生。

（3）人员准备：拔管操作需要有经验的麻醉医师和助手进行。因此，我们要求拔管前必须有一名麻醉医师和麻醉护士在位，才可实施拔管。

2. PACU内气管导管拔除流程图：见图12-5。

链接8　拔除气管导管后的观察与护理

由于气管导管拔除后可能导致生命危险的并发症并不只局限发生于拔管后即刻，因此在拔管后仍应对患者持续管理与监测。主要包括：

1. 保证充足的人力：患者气道反射恢复、生理情况稳定前需要专人持续护理，护患比例最好是1:1，并且PACU内不得少于两人。保证随时能联系到有经验的麻醉医师。

2. 密切监测生命体征：包括监测患者的意识、呼吸、心率、血压、末梢血氧饱和度、体温和疼痛程度等。使用特制的CO_2监测面罩能早期发现气道梗阻。

3. 加强安全护理：儿童和老年人需要尤为注意。出现谵妄的患者给

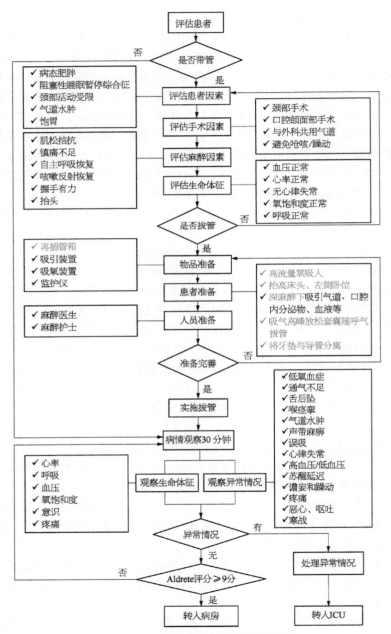

图 12-5 PACU 内气管导管拔除流程图

予约束,防止坠床,并注意保护皮肤,必要时遵医嘱给予镇静等药物治疗。

4. 根据各疾病护理常规落实好伤口、管道等方面的护理。

5. 做好交接:根据 Aldrete 评分表评估患者符合出室标准,并征求麻醉医师同意后,与卫生员和手术医师一起护送患者回病房。麻醉护士需要根据"手术患者交接核查表"与病房护士做好交接,并告知病房护士患者在苏醒室期间的生命体征与特殊情况的处理,待患者生命体征稳定后,方可返回。

链接 9　PACU内患者常见并发症观察与护理

PACU 内易发生以下并发症,需要麻醉护士严密观察病情,迅速果断实施护理措施。

(一) 呼吸系统并发症

1. 低氧血症:早期表现为高血压、心动过速、呼吸急促(呼吸频率>30 次/分)、激动;晚期可出现低血压、心动过缓、呼吸浅慢、迟钝,甚至呼吸心搏骤停。实验室检查为 $PaO_2 < 60$ mmHg 或 $SpO_2 < 90\%$。处理要点包括吸氧、简易面罩吸氧、无创机械通气或有创机械通气。

2. 通气不足:主要临床表现为早期潮气量不足、呼吸频率慢;晚期高碳酸血症和低氧血症,最终呼吸暂停及心肌缺血。实验室检查为 $PaCO_2 > 45$ mmHg 且 pH<7.30。处理要点:对于药物残余作用(由吸入麻醉药、麻醉性镇痛药引起、镇静药、肌松药的残余引起)导致的通气不足,机械通气维持呼吸直至呼吸功能完全恢复,必要时拮抗药物逆转;对于术后低肺容量综合征(术后疼痛刺激、腹胀、胸腹带过紧、过度肥胖、COPD 患者),则应加强术后镇痛、鼓励患者深呼吸和咳嗽,必要时行机械通气;对于有创操作并发症(深静脉穿刺后气胸),则立即行胸腔闭式引流。

3. 舌后坠:主要临床表现为吸气性呼吸困难,吸气性喘鸣音、打鼾、憋气。处理要点为立即托起下颌、放置口咽或鼻咽通气道,必要时行气管插管。若情况紧急而气管插管失败时,可用 12~14 号套管针在患者环甲膜进行紧急穿刺,以暂时缓解缺氧状态,也为气管切开赢得时间。

4. 喉痉挛:轻度喉痉挛时,患者仅吸气时出现喉鸣;中度喉痉挛时,患者呼气吸气都出现喉鸣;重度喉痉挛时则声门紧闭,气道完全阻塞。处理要点:对于轻度喉痉挛,去除局部刺激后会自行缓解;中度喉痉挛,行面罩加压吸氧治疗;重度喉痉挛则可用粗静脉穿刺针行环甲膜穿刺吸氧,或静脉注射琥珀胆碱迅速解除喉痉挛,然后加压吸氧或立即行气管插管进行人工通气。

5. 喉水肿：主要临床表现为喘鸣、辅助肌呼吸（鼻翼扇动、胸骨回缩、气管牵引）、呼吸窘迫、金属声样咳嗽、声音嘶哑、低氧血症、心动过缓、心搏骤停。处理要点为吸入纯氧、应用类固醇（地塞米松 4～8 mg）、雾化吸入外消旋肾上腺素、直立坐位、颈部处于中立位以免静脉回流受阻、清醒纤支镜插管、紧急气管切开。

6. 声带麻痹：单侧不完全麻痹的主要表现为声带外展障碍，症状多不显著；单侧完全性麻痹则患侧声带外展及内收功能均消失，发音嘶哑无力；双侧不完全性麻痹多因甲状腺手术或喉外伤所致，两侧声带均不能外展，患者平静时可无症状，但在体力活动时常感呼吸困难；双侧完全性麻痹则患者两侧声带居旁中位，既不能闭合，也不能外展，发音嘶哑无力，一般呼吸正常，但食物、唾液易误吸入下呼吸道，引起呛咳；双侧声带内收性麻痹多见于功能性失音，发音时声带不能内收，但咳嗽有声。声带麻痹应针对其发病原因进行治疗。单侧非完全性麻痹，发音呼吸无明显障碍，常不须治疗；单侧完全性麻痹，如长时间仍不能代偿，而患者要求改善发音时，可在声带黏膜下注射特氟隆；双侧外展麻痹，如有呼吸困难，应行气管切开，以后再行手术矫正。

7. 误吸发生气道机械性梗阻：患者表现为咳嗽、气道痉挛、气道阻塞、肺不张；吸入性肺炎时患者早期出现 Mendelson 综合征，晚期合并感染。一旦发生误吸应迅速建立通气道，行支气管冲洗，给予支气管扩张剂，纠正低氧血症（提高吸入氧浓度，使用 PEEP）并防治肺部继发感染（类固醇和抗生素）。

（二）循环系统并发症

1. 心律失常：可出现窦性心动过速、窦性心动过缓、室上性心律不齐、室性期前收缩。常见原因为低氧血症、高碳酸血症、电解质或酸碱失衡、交感神经兴奋、心肌缺血、颅内压增高、低体温等；药物：阿片类药物或抗胆碱酯酶药；恶性高热；术前原有心律失常容易在术后诱发。处理要点包括：心电监测，评估心律失常的类型；保持呼吸道通畅，吸氧，防止低氧血症；注意患者主诉是否有伤口疼痛，尿管刺激等，对症处理；根据医嘱用药：抗心律失常药，纠正水电解质紊乱，维持循环功能稳定；必要时准备除颤仪。

2. 低血压：主要表现为患者血压较术前基础水平降低 20% 或以上，或收缩压<80 mmHg，或舒张压<50 mmHg。常见原因分为补液不足、

失血、麻醉引起的相对低血容量；心律失常、慢性心力衰竭、急性肺水肿、心肌缺血、急性心梗、肺栓塞引起的心源性低血压。处理要点包括检查血压测量是否正确；评估气道并吸氧；考虑低血容量性低血压时，静脉补液 250～1 000 ml；考虑心源性低血压时，给予相应治疗，必要时入 ICU。

3. 高血压：主要表现为患者血压较术前基础水平升高 20% 或以上，或收缩压＞160 mmHg，或舒张压＞100 mmHg。常见原因包括：疼痛；低氧和高碳酸血症；膀胱、胃、肠道的扩张性刺激；低温；心血管手术后血管重建对压力感受器的刺激，尤其是术前有高血压并未经系统的药物治疗者。处理要点包括：高血压患者行择期手术，应服用降压药直至手术当日；了解术前基础血压作为术后治疗的参考；对病因进行治疗；应用静脉短效降压药，避免血压急剧下降（下降幅度超过 20%）；术后尽快恢复口服降压药治疗以减少反跳性高血压的发生率。

（三）苏醒延迟

停止麻醉 30 分钟呼唤患者仍不能睁眼和握手，对疼痛刺激亦无明显反应为苏醒延迟。常见原因为：①麻醉药的影响。②呼吸抑制的影响。③术中发生严重并发症。④术中长时间低血压、低体温患者。⑤术中有脑血管疾病患者。

处理要点包括：①首先考虑麻醉药的作用。②根据 SpO_2、$PETCO_2$、血气、电解质及肌松监测情况分析呼吸抑制的原因。③对因脑水肿、颅压高致呼吸功能不全的患者应行脱水治疗。④对低体温患者应适当升高体温。⑤对术中长期低血压患者应采取措施促进脑功能恢复。⑥对原来并存脑疾患的患者应采用脑保护措施。

（四）谵妄躁动

患者表现为麻醉未苏醒突然开始出现烦躁、尖叫等躁动的表现，四肢和躯体肌张力增高、颤抖和扭动，发作后恢复平静，有可能再次发作，谵妄状态的持续时间长短不一，短则 10～13 分钟，长则可达 40～45 分钟。可采用护理谵妄筛选评分（Nu-DESC）进行谵妄评估。

处理要点包括：①排除脑血管意外、癫痫等中枢系统病变。②保持气道通畅和充分氧合，维持循环稳定。③保证充分术后镇痛，去除尿管或尿潴留刺激。④纠正电解质失衡。⑤药物治疗谵妄（氟哌啶醇等）。

（五）术后疼痛

对于术后主诉疼痛患者，应用长海痛尺评估疼痛程度。处理要点包括：观察术后患者生命体征变化；评估镇痛效果；镇痛不全者，遵医嘱给予止痛药；观察用药后不良反应；心理护理。

（六）术后恶心呕吐

1. 主要危险因素：女性、术后使用阿片类镇痛药、非吸烟、有 PONV 史或晕动病史。危险因素的 Apfel 简易评分法：每个因素为 1 分，评分为 0、1、2、3 和 4 分者，发生 PONV 的风险性分别为 10%、20%、40%、60%、80%。

2. 评估方法：视觉模拟评分法（VAS）

3. 处理要点：评估恶心呕吐的风险；评估恶心呕吐的原因，对症处理，如腹胀、给予胃肠减压等；避免患者恶心呕吐，根据医嘱给予止吐治疗；给予患者吸氧，并保持患者周边及口腔清洁，头偏向一侧防止患者呕吐物吸入而引起误吸；心理护理。

（七）术后寒战

1. 主要临床表现：麻醉苏醒期患者出现不能自主的肌肉收缩抽动。

2. 评估方法：①0 级：无寒战。②1 级：面、颈部轻度肌颤并影响心电检查。③2 级：肌肉组织明显颤抖。④3 级：整个机体明显抖动。

3. 处理要点：预防术中低体温；术后疼痛的预防和治疗；药物治疗（拟胆碱类药、内生肽类药）。

链接 10　患者出苏醒室的 Aldrete 评分

改良 Aldrete 评分（表 12 - 1），满分 10 分，评分≥9 分达到出室标准。

表 12 - 1　Aldrete 评分

评估内容	得分	具体要求
活动度	2	自主、按指令移动所有肢体
	1	移动两个肢体
	0	无法移动肢体
呼吸	2	深呼吸和自由咳嗽
	1	呼吸困难，浅或受限的呼吸
	0	呼吸暂停
循环	2	全身血压波动幅度不超过麻醉前水平的 20%
	1	全身血压波动幅度为麻醉前水平的 20%～49%
	0	全身血压波动幅度超过麻醉前水平的 50%

评估内容	得分	具体要求
意识	2	完全清醒
	1	可唤醒
	0	无反应
氧饱和度	2	室内空气下 $SpO_2 > 92\%$
	1	需吸氧以维持 $SpO_2 > 90\%$
	0	吸氧仍 $SpO_2 < 90\%$

四、考核要点

1. 全身麻醉概念与实施过程。
2. 喉罩通气患者的观察要点。
3. 紧急气管插管的护理配合。
4. 拔除气管导管的指征。
5. 拔除气管导管的流程。
6. PACU 内苏醒期并发症的观察与护理。
7. 患者转出苏醒室的 Aldrete 评分。

（张丽君　王树欣）

- - - - 参考文献 - - - -

［1］卫生部. 三级综合医院评审标准（2011 年版）［EB/OL］.（2011 - 04 - 22）
（2016 - 04 - 15）. http://www. jsxyfy. com/s/21/t/3/a/4593/info. jspy.
［2］王芳芳,郭永清,郭荟楠. 苏醒室对手术周转率的影响［J］. 山西医药杂志,
2013,42(11):1324—1325.
［3］陈进芬,吴丽萍,梁月兰. PDCA 管理方法在麻醉复苏室气管脱管中的应用
及护理［J］. 中国医学创新,2014,11(13):89—91.
［4］刘进,邓小明. 中国麻醉学指南与专家共识（2014）. 北京:人民卫生出版
社,2014.
［5］刘保江,晁储璋. 麻醉护理学［M］. 北京:人民卫生出版社,2013.

SICU 患者术后镇静镇痛护理实践

　　随着重症医学的发展及人们对生活品质要求的逐步提高，如何为患者提供全面有效的生命支持，并在挽救患者生命的同时，最大程度恢复和保持患者的生活质量越来越引起人类的关注。SICU 的特殊环境以及患者自身疾病的影响，均会引起患者的焦虑、疼痛甚至躁动不安，为了给患者提供更好的治疗效果、减少意外事件的发生，镇静镇痛治疗开始成为SICU 治疗的常见方式之一。采用镇静镇痛药物减少患者能量消耗，处于安静状态，从而达到理想的治疗效果，为患者的恢复创造条件。然而，镇静镇痛治疗不足或过度也会给患者造成不良影响，甚至影响生命安全。特此展开 SICU 患者术后镇静镇痛护理的案例分析。

一、案例相关知识

　　1. 镇静镇痛治疗的区别与效果评价。

　　2. 约束工具的使用。

　　3. 镇静镇痛评估工具的选择。

　　4. SICU 患者躁动原因分析与处理。

　　5. 镇痛模式相关知识。

　　6. 常见镇静药物的使用。

　　7. 镇静期间患者低血压原因分析。

　　8. 容量不足的临床判断。

二、案例内容介绍

　　镇静镇痛治疗已成为 SICU 治疗的常规方式之一，本案就 SICU 患者镇静镇痛护理环节展开情景模拟，结合临床工作中容易疏忽的环节，以真实的情景再现，帮助读者加深对正确处理方式的印象，易于记忆。

（一）情景模拟用物准备清单

1. 床单位及相关物品：病床、床头柜、床尾巡视卡、呼吸机、监护仪、约束带、静脉 PCA 泵、输液泵、微量泵、长海痛尺、COPT 评分表。

2. 基础医疗物品：输液架、治疗车、治疗盘、病历夹、医疗废弃物桶、呼吸机管道、无菌治疗巾、安尔碘、输液器及针头、20 ml 空针、止血带、贴膜、棉签、微泵延长管、手套、别针、皮筋、听诊器、电极片。

3. 输液用液体及药物：500 ml 乳酸钠林格注射液、丙泊酚、芬太尼、右美托咪定。

（二）场景介绍与解析

【场景 1】　患者张阿福，男，80 岁，因车祸急诊行脾破裂修补术、合并双侧臀部以下大面积撕脱伤清创术，手术 5 小时，术中生命体征平稳，出血 400 ml，术中无输血，因患者高龄、手术范围大，故术后转入 SICU 进一步生命支持，入室时神志处于麻醉未清醒状态，留置经口气管插管 23 cm 在位接呼吸机辅助呼吸，胃管 1 根、45 cm、在位接胃肠减压，颈内静脉置管 1 根、在位、14 cm，腹腔引流管 2 根，尿管 1 根，均在位通畅。患者生命体征、氧饱和度均在正常范围，术后给予心电监护、补液、消炎、化痰、保护重要脏器、维持循环等治疗，伤口无渗血、渗液，皮肤完整。患者既往有高血压病史，入室血压 128/71 mmHg，护士们连接心电导联后固定管道时，患者突然出现躁动。主班刘护士闻讯赶来，发现患者丙泊酚泵入剂量每小时 20 ml 仍镇静不足，查看静脉 PCA 泵发现卡子关闭（图 13 - 1）。

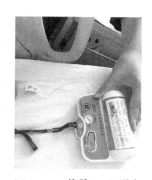

图 13 - 1　静脉 PCA 泵卡子关闭

解析　本场景中低年资责任护士小程认为，患者麻醉未清醒，不需要使用镇痛药，且为了给患者节约镇痛药量，所以将 PCA 泵卡子关闭。小程护士的观念是错误的，镇静与镇痛是两个不同的概念，不能将镇痛等同于镇静[链接1]。

【场景 2】　小程护士在旁按压躁动患者（图 13 - 2），主班刘护士汇报医生后，遵医嘱予双上肢约束、PCA 泵打开使用，并追加丙泊酚 3 ml 静脉推注，后患者安静入睡。

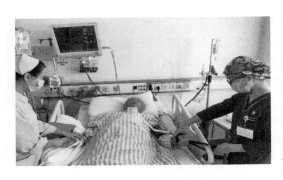

图 13-2　患者短时间内
再次出现躁动

　　解析　在本场景中,当患者出现紧急情况时至少需保留一名护士在患者身旁,另一名汇报医生,这样的做法是正确的。责任护士小程认为既然约束,就应该越紧越好,防止患者非计划性拔管[链接2],而且患者处于麻醉未清醒状态,仅需用镇静药即可,待患者清醒后再确定伤口是否疼痛再评估。主班刘护士及时发现小程护士存在的不足是认为只有清醒的患者才可以进行疼痛评估,未采用规范的评估工具评估患者疼痛程度[链接3]。

　　【场景3】　汇报医生用药后,遵医嘱予丙泊酚镇静和芬太尼镇痛联合使用,使用后患者很快安静入睡(图13-3)。小程护士发现镇静镇痛联合使用效果好。

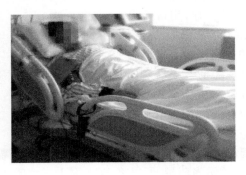

图 13-3　患者使用丙泊
酚和芬太尼后入睡

　　解析　主班刘护士及时发现与指导,让小程护士明白患者之前躁动与外科手术后以及双侧臀部以下大面积撕脱伤而感知伤口疼痛有关,以后对于躁动的患者不能盲目镇静,应分析躁动的原因[链接4]。

　　【场景4】　次日晨,患者神志清楚,按常规苏醒拔管,9:30骨科医生查房后嘱常规换药,护士准备物品,辅助外科医生换药。在敷料掀开和消毒的时候患者开始大声喊痛,长海痛尺评分为 7 分,疼痛难忍(图 13-4、13-5)。

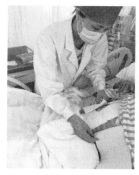
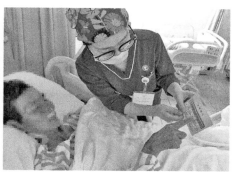

图 13-4　换药时疼痛难忍　　　图 13-5　评估患者疼痛程度

解析　小程护士对于患者主诉的疼痛,安慰道:"不就是换个药吗,有那么痛吗? 忍一忍马上就好啦,不换药伤口要感染的!"小程存在的不足是疼痛是患者主观感受,要以患者自我表达为评价依据。而且该患者手术创伤大,伤口未长好,还存在双侧臀部以下大面积撕脱伤,消毒液的刺激会加剧疼痛,所以应在伤口换药前超前镇痛,会减轻患者的疼痛[链接5]。

【场景 5】　晚间 19:00,患者主诉无法入睡,报告医生后使用右美托咪定微泵,速度为 4 ml/h。患者安静入睡 2 小时后,21:00监护仪自动采集数据显示患者血压降至 102/61 mmHg,心率 56 次/分(图 13-6)。小程护士汇报主班刘护士,患者既往高血压病史,一般血压维持在 150/90 mmHg,现在血压低于基础值,是否使用升压药物?

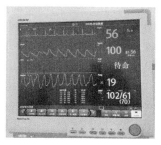

图 13-6　使用右美托咪定后患者生命体征

解析　本场景中小程护士是对症处理,主班刘护士查看患者后,采取了以下措施:①暂停正在使用的右美托咪定[链接6]。②统计自晨 6:00 至现总入量 1 810 ml,出量 2 400 ml,CVP 是 2 cmH_2O,尿比重是 1.020,评估患者存在血容量不足,导致患者出现低血压[链接7-8]。③汇报医生后补乳酸钠林格 500 ml静脉滴注。该场景中主班护士的处理方案是正确的。

三、延伸知识解析

镇静和镇痛治疗是指应用药物手段消除患者疼痛,减轻患者焦虑和躁动,催眠并诱导顺行性遗忘的治疗。镇痛和镇静治疗的目的和意义在于:消除或减轻患者的疼痛及躯体不适感;帮助和改善患者睡眠,减少或消除患者对其在 ICU 治疗期间病痛的记忆;减轻焦虑、躁动甚至谵妄,保证患者安全;降低患者的代谢速率及氧耗,减轻各个器官的代谢负担。

镇痛和镇静治疗并不等同,对于同时存在疼痛因素的患者,应首先实施有效的镇痛治疗,患者的主诉是评价疼痛程度和镇痛效果的最可靠指标。当患者在昏迷或镇静情况下常不能表达疼痛,患者的疼痛行为及生理指标变化可以反映患者的疼痛程度变化。镇静治疗则是在祛除疼痛因素的基础上帮助患者克服焦虑,诱导睡眠和遗忘的进一步治疗。ICU 患者在实施镇静、镇痛过程中,需要经常评估镇静镇痛效果,并随时调整药物的种类和剂量,以确保镇静镇痛安全和最佳效果。

不足或过度的镇静镇痛均会对患者产生不良影响。

镇痛不足,不仅会给患者带来痛苦,还会不同程度地对患者的循环、呼吸和免疫系统等功能产生不良影响,使患者因为害怕咳嗽、深呼吸以及床上活动等导致的疼痛加重而不愿意配合术后运动,增加术后肺不张、尿潴留、下肢静脉血栓形成等并发症发生风险,影响术后康复,甚至危及患者生命。如果术后疼痛长期得不到有效控制,则急性疼痛还可能发展为慢性疼痛,严重影响患者的生活质量。

过度镇痛,长期的药物使用,增加患者药物依赖性、延长患者住院时间,一定程度的副作用也会给患者带来不良影响,例如呼吸抑制、心率血压下降、恶心呕吐等,因此有效的评估非常重要。

镇静不足,可引起代谢过度、免疫抑制、血液高凝、交感神经活性增加、患者出现烦躁也会增加不良事件的发生率。

过度镇静,长期输注镇静药物引起药物蓄积会延迟器官支持的撤离,导致机械通气时间和不必要的 ICU 留滞时间延长;缺乏自主性呼吸和对抗会增加医院内肺炎的风险、深静脉血栓发生率;镇静药物的副作用增加,如戒断症状、蓄积作用、脏器功能损害、对循环和血压影响等。

链接2 约束工具的使用

身体约束是躁动患者最为常用的护理措施,在实施约束前、约束实施过程中以及约束撤除后注意以下内容:

(一)使用约束带前

1. 应先评估患者的情况,必须严格掌握指征,确实存在安全隐患时经医生开具医嘱后方能执行。

2. 向清醒患者或家属充分说明使用约束具的目的和必要性,使患者和家属理解使用约束具的重要性,并签署知情同意书。

3. 使用约束具前评估患者病情、意识状态、肢体活动度、约束部位皮肤色泽、温度、完整性及需要使用约束具的种类和时间。

(二)实施约束时

1. 实施约束时,将患者肢体处于功能位,约束带松紧适宜,以能伸进一指为原则。避开输液部位、手术切口及皮肤破损处,注意患者的卧位舒适。

2. 实施约束时,必须有礼貌地对待患者,保护患者隐私,保护患者的权利、尊严和身心健康。

3. 约束过程中定时巡视患者,对患者进行动态评估。需较长时间约束者,每2小时松解约束带1次并活动肢体。

4. 客观、及时、准确地记录患者的情况于护理记录中,其中包括约束的原因、时间、约束部位、约束部位皮肤及肢体循环状况。

(三)约束撤除

1. 定期评估患者实施约束的必要性。

2. 观察约束肢体末梢皮肤及血运情况,并做好解释。

链接3 镇静镇痛评估工具的选择

镇静镇痛期间应加强对镇静、镇痛深度的评估,依据评分结果调整镇静镇痛药物剂量。

常见的主观性镇静评估方法有:Ramsay评分、RASS躁动-镇静评分(RASS)。Ramsay评分(镇静目标为2~4分),分别反映三个层次的清醒状态和三个层次的睡眠状态,见表13-1;RASS评分(镇静目标为−2分),见表13-2。客观性镇静评估为脑电双频指数(BIS)。

表 13-1　Ramsay 镇静程度评估表

分数	描述	分数	描述
1	患者焦虑,烦躁不安	4	嗜睡,轻叩眉间或大声呼唤反应敏捷
2	安静合作,定向准确	5	嗜睡,轻叩眉间或大声呼唤反应迟钝
3	仅对指令有反应	6	嗜睡,无反应

表 13-2　RASS 镇静程度评估表

分数		描述
4	有攻击性	有暴力行为
3	非常躁动	试着拔出呼吸管、胃管或静脉点滴
2	躁动焦虑	身体激烈移动,无法配合呼吸机
1	不安焦虑	焦虑紧张但身体只有轻微的移动
0	清醒平静	清醒自然状态
-1	昏昏欲睡	没有完全清醒,但可保持清醒超过十秒
-2	轻度镇静	无法维持清醒超过十秒
-3	中度镇静	对声音有反应
-4	重度镇静	对身体刺激有反应
-5	昏迷	对声音及身体刺激都无反应

　　疼痛评估应包括疼痛的部位、性质、强度等,最可靠有效的评估指标是患者的自我描述。对于清醒患者,常规采用长海痛尺进行评估(图 4-10)。长海痛尺是将数字评分法与 6 级口述描绘评分法相结合而成,即将描绘疼痛强度的词汇等,通过测量尺图形来表达,使患者更容易理解和使用。该痛尺主要适用于 5 岁以上及普通成人清醒患者,最佳镇痛效果应控制在 2 分及以内。疼痛行为量表(behavioral pain scale, BPS)主要用于不能自诉疼痛感受、但运动功能完好且可以观察到的患者的疼痛评估,见表 13-3。对刺激反应的内科、术后或创伤(除脑外伤)危重症成人患者可采用 BPS 评分,最佳镇痛效果应控制在 5 分及以内。疼痛评分还有另一

种评估工具是重症监护疼痛观察工具（critical-care pain observation tool，CPOT），从面部表情、身体活动度、人机协调或者发声（二者选一）、肌紧张四个方面，范围是0～8分，最佳镇痛效果应控制在 2 分及以内，见表13-4。对患者进行疼痛评估，选择恰当的方法，还需定时复评疼痛程度及治疗反应并记录。

表 13-3　**疼痛行为量表**

要点	分值	描述
面部表情	1	放松
	2	面部部分紧绷
	3	面部完全紧绷
	4	做鬼脸，表情疼痛
上肢	1	无活动
	2	部分弯动（移动身体或很小心地移动身体）
	3	完全弯动（手指伸展）
	4	肢体处于一种紧张状态
呼吸机顺应性	1	耐受良好
	2	大多数时候耐受良好，偶尔有呛咳
	3	人机对抗
	4	无法继续使用呼吸机

表 13-4　**重症监护疼痛观察工具**

要点		分值	描述
面部表情	放松、平静	0	未见面部肌肉紧张
	紧张	1	存在皱眉耸鼻或任何面部表情
	表情痛苦	2	所有之前的面部变化加上双目紧闭
身体活动度	活动减少或保持正常体位	0	完全不动或正常体位
	防护状态	1	缓慢小心地移动，轻抚痛楚，通过移动身体引起别人注意
	焦躁不安	2	拉扯气管导管，试图坐起，在床上翻来覆去，不配合指示，突袭工作人员，试图翻越床栏

要点		分值	描述
人机协调	人机协调	0	通气顺畅,无呼吸机报警
	呛咳但尚可耐管	1	呛咳,呼吸机报警触发、疼痛时自主呼吸暂停
	人机对抗	2	人机不同步、呼吸机频繁报警
或者(二者选一)发声	语调平稳或不出声	0	说话时语调平稳或不出声
	叹息、呻吟	1	叹息、呻吟
	哭喊、抽泣	2	哭喊、抽泣
肌紧张	放松	0	对被动运动无抵抗
	紧张、僵直	1	抵抗被动运动
	非常紧张、僵直	2	对被动运动强烈抵抗,无法完成被动运动

链接 4　SICU 患者躁动原因分析与处理

　　躁动是一种伴有不停动作的易激惹状态,或者说是一种伴随着挣扎动作的极度焦虑状态。外科手术后,部分患者因病情比较重、意识不清、疼痛、活动受到限制等原因,可以出现不同程度的躁动,从而不能很好地配合治疗,甚至出现自伤、非计划性拔管,造成手术严重失败,而且躁动会增加患者的代谢速率,增加器官组织的氧耗氧需,增加各器官的代谢负担而影响预后,甚至危及生命,因此,对躁动患者加强观察,针对原因做好相应护理,使患者安全渡过烦躁期,减少并发症,促进康复,取得良好效果。

　　SICU 护士经常会遇到躁动的患者,不配合治疗增加了工作难度与强度。发生躁动首先要分析原因,对因进行干预,不能盲目镇静、错误镇静。

　　患者发生躁动时应分析以下原因:①既往有精神疾病。②麻醉苏醒期气管导管的刺激、导管不适、吸痰刺激、人机对抗、活动受限、尿管刺激及尿潴留语言沟通障碍等因素,在患者病情平稳下应尽早尝试脱机拔管,如导尿管刺激导致疼痛,严重时可局部使用利多卡因喷剂,可进行夹闭尿管锻炼后尽早拔除。③缺氧、二氧化碳潴留,观察患者氧饱和的情况,必要时抽血查血气分析,根据血气分析结果采取合适的氧疗。④低血压、低血糖,根据测量结果遵医嘱予相应药物治疗。⑤高强度的医源性刺激,频繁监测治疗,被迫更换卧位、不舒适。⑥感染炎症反应。⑦疾病本身的损害以及患者对自身疾病的担心及不了解。⑧由于监护室的特殊环境,还会引起ICU 综合征等。

责任护士应全面评估病情,正确分析原因,尽量选择非药物手段,对因处理:①对经口插管不适导致的人机对抗,在患者病情平稳下应尽早试脱机拔管。②如导尿管刺激导致疼痛,严重时可局部使用利多卡因喷剂,可进行夹闭尿管锻炼后尽早拔除。③缺氧,观察患者氧饱和的情况,排除外界干扰因素的情况下,要求一般维持在 95% 以上,必要时抽血查血气分析,根据血气分析结果采取合适的氧疗,如高浓度氧气面罩或高流量湿化仪等,必要时配合气管插管。④对于患者手术创伤、肋骨骨折所致的疼痛持续时间相对较长,所以应在镇痛的前提下镇静,即使拔管后仍需小剂量镇痛减轻疼痛。常见镇痛方式有镇痛泵、静推或微泵止痛药等。⑤上述处理后仍躁动,可使用约束带或必要时选择理想、有效的镇静镇痛药物,在镇痛的基础上做好镇静,实施目标镇静镇痛,及时评估撤药,避免用药"过度"。常见镇静药有右美托咪定、丙泊酚等。⑥对于年龄较小或老年患者、易对 ICU 环境有恐惧心理,或语言沟通障碍、有 ICU 综合征者,可适时家属陪伴、家庭支持。与此干预治疗同时,仍要保证护理安全,保持病区环境安静,患者留置的各导管妥善固定,密切观察引流液的色、质、量,出现异常及时报告医生处理,必要时使用约束具,以防止患者躁动而发生坠床,使用约束具后要及时观察患者四肢血运、皮温的情况。保护患者的同时也要注意自我保护,防止被无意识地误伤。

SICU 内躁动患者应规范管理,建议成立管理团队、采用多学科医护团队协作方式,包括提供培训、制订书面和(或)电子版的方案及形式,采用清单式危重症患者质量控制,根据危重症患者疼痛、躁动治疗指南等进行专业知识培训、规范管理流程(评估、诊断、治疗、观察与记录等),并且加强质量控制;重视患者的舒适与安全,预防为主(环境、信息交流与心理沟通);准确评估疼痛、躁动、谵妄,首先寻找并去除可能的诱因;优先并全程实施非药物治疗(基础治疗);有目标有计划地实施镇静镇痛;评价镇静镇痛实施效果,按目标调整药物用量,观察并处理不良反应;总结经验,注重数据积累,减少发生概率(图 13-7)。

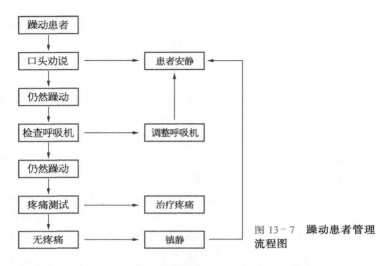

图 13-7　躁动患者管理流程图

　　疼痛在患者恢复过程中占据相当消极的作用,是 ICU 患者最常见的压力源,而目前提倡在感受到疼痛前做到超前镇痛,即在手术等伤害性刺激作用于机体引起的疼痛出现之前,就采取镇痛措施,以阻止感受性伤害的传入及中枢神经系统敏感化,达到消除或减轻术后疼痛、镇痛时间延长及减少镇痛药使用的目的,就是目前提倡的超前镇痛。对于危重症患者,机械通气、换药、拔除胸管前或接受其他有创、潜在疼痛操作,提倡超前镇痛,可提醒医生采用药物和(或)非药物措施(如,放松疗法)缓解患者的疼痛。2013 年美国重症医学院发表的《ICU 成人患者疼痛、躁动和谵妄管理的临床实践指南》不再优先推荐芬太尼,认为所有阿片类药物疗效相似,仍然推荐使用非阿片类药物,以减少阿片类药物用量。对于 ICU 内接受机械通气的危重症成人患者,建议镇痛为先,辅以镇静。因此对于该患者手术创伤大,伤口未完全愈合,消毒液的刺激会加剧疼痛,而且患者还存在大面积撕脱伤,应该提前使用镇痛药。

　　目前提倡的不仅是超前镇痛,还有多模式镇痛。作用于中枢或外周机制不同的多种镇静药物及镇痛方法的联合使用,同时可以结合非药理学的干预措施,可减少阿片类药物的使用,促进患者快速康复,具有镇痛效果更好而副作用更少的优势。现在常用的镇痛方式有椎管内阻滞、外周神经阻滞、局部浸润和全身性镇痛。而目前术后全身镇痛临床最常用的镇痛形式是静脉

PCA 泵,所以术后患者的镇痛泵不能随意暂停,否则起不到镇痛的作用。

链接6　SICU 常见镇静药物的使用

SICU 常用的镇静药种类有苯二氮䓬类的咪达唑仑和非苯二氮䓬类的丙泊酚、右美托咪定(表 13 - 5)。

表 13 - 5　常用的镇静药优缺点

药物	起效（分钟）	半衰期（小时）	优点	缺点	维持剂量
丙泊酚	1~2	短期 3~12 长期 50± 18.6	作用时间快、短,容易控制、停药后清醒迅速	易呼吸抑制、低血压与用药量有关,对清醒患者禁用	5 ~ 50 μg/(kg·min)
咪达唑仑	2~5	3~11		嗜睡、头晕、乏力,部分人会兴奋、多语、烦躁,甚至幻觉,有严重呼吸抑制、低血压,特别有发生谵妄风险患者慎用。长期使用有药物的依赖与成瘾	0.02 ~ 0.1 mg/(kg·h)
右美托咪定	5~10	1.8~3.1	静脉起效快、易唤醒,无呼吸抑制,减少阿片类药物的用药量,降低谵妄发生率	心动过缓、低血压	0.2 ~ 0.71μg/(kg·h)

镇静药物使用期间,需要评价用药效果、确保安全镇静。

1. 使用镇静药前,严格评估患者的适应证,严格控制用药,合理选择用药。

2. 用药过程中,严密监测生命体征变化,尤其不同药物相应会出现的不良反应。

3. 做好用药后镇静评分,因为其能有效评估患者镇静质量与深度,必要时予适当约束。

4. 对机械通气的患者目前推荐轻度镇静,指南建议使用小剂量镇静药物,优推右美托咪定。维持轻度镇静时,无需每日做唤醒试验。每日中断镇静不能显著缩短机械通气时间及成功拔管率,对患者无额外益处,还可能增加镇静镇痛药物用量,增加护理工作量。

5. 案例中在使用右美托咪定时,需要严密监测患者血压变化,缩短血压测量频次,如果患者基础血压低、心率慢或者循环不稳应禁忌使用该药。一旦发现患者出现血压下降趋势时,应先减慢或暂停用药观察,再分析原因相应处理。

链接 7 镇静期间患者低血压原因分析

患者血压低,不能直接应用升压药物,要首先分析低血压的原因,对因处理,而非单纯的对症处理。本案例中患者出量大于入量,CVP 是 $2 \, cmH_2O$,分析患者血容量不足,由于机体代偿机制作用,没有表现出低血压。当使用右美托咪定镇静,加之外科患者术前禁食水、术中出血,术后机体处于欠容量的状态,使用镇静药后血管扩张,加剧低血压的发生。应先补足血容量,维持有效的循环血量才能维持血压。

1. 基础血压低:常见于瘦弱者,有家族遗传倾向。

2. 测量时体位、袖带选择不正确:测量肢体高于心脏,袖带过宽或者过紧均会导致测量值偏低,测量时应尽量将肱动脉与心脏在同一水平位;根据患者的体型选择合适的血压计袖带。

3. 机器故障导致测量误差:血压计要定时检测、校对,避免错误的数据产生错误的导向治疗。

4. 血管活性药物应用不当所致:降压药物使用剂量过大或使用降压药物的微量泵走速过快导致。

5. 过度的镇静、镇痛:大量的镇静镇痛药物减少患者代谢消耗、扩张血管,导致血压降低,使用镇静镇痛药物要及时评估用药效果,必要时逐渐减少药物用量。

6. 机体血容量不足:常见脱水、失血。计算患者出入量情况,根据尿比重、CVP 等客观数据评估患者血容量情况,遵医嘱给予补液治疗。

7. 疾病导致:严重创伤、感染(败血症、脓毒性休克)、过敏反应等。

链接 8　容量不足的临床判断

血容量不足是因摄水过少及(或)失水过多引起的循环容量丢失而导致的有效循环血量与组织灌注不足等的病理生理过程。主要表现为患者主诉口渴、心动过速、呼吸急促、血压偏低、脉搏细弱、尿量减少、CVP 低等。体液容量严重不足可致精神萎靡、嗜睡、烦躁、无尿,甚至昏迷、惊厥。临床可通过 CVP、尿比重等方法进行判断。CVP 正常为 $5\sim12$ cmH$_2$O,如 CVP <5 cmH$_2$O,提示右心房充盈欠佳或血容量不足;CVP $>15\sim20$ cmH$_2$O,提示右心功能不良或血容量超负荷(表 13 - 6)。

可采用补液试验:$5\sim10$ 分钟内输入等渗盐水 250 ml,若血压升高,CVP 不变,则提示血容量不足;若血压不变,CVP 升高 $3\sim5$ cmH$_2$O,则提示心功能不全。

表 13 - 6　CVP、血压与血容量之间的关系

CVP	血压	临床意义	处理方法
低	低	血容量不足	充分补液
低	正常	血容量轻度不足	适当补液
高	低	心功能不全,血容量相对不足	强心,扩血管
高	正常	容量血管收缩,容量负荷过重	扩扩血管
正常	低	血容量相对不足	补液试验

四、考核要点

1. 镇静镇痛治疗原则。
2. 疼痛与镇静的评估工具。
3. 躁动原因分析、处理。
4. 镇痛模式的选择。
5. 常见镇静药物的规范使用。
6. 低血压的原因分析。
7. 容量不足的临床判断。
8. 约束工具的合理使用。

(彭　琳　金小芳)

- - - - 参考文献 - - - -

[1] Ralf B, Andreas B, Rolf B, et al. Evidence and consensus based guideline for the management of delirium, analgesia, and sedation in intensive care medicine. Revision 2015 (DAS-Guideline 2015)-short version [J]. German medical science：GMS e-journal, 2015, 13：Doc19.

[2] Barr J, Fraser GL. Clinical practice guidelines for the management of pain, agitation, and delirium in adult patients in the Intensive Care Unit：executive summary [J]. Am J Health Syst Pharm, 2013,70(1)：53—58.

[3] APS. Management of postoperative pain：A clinical practice guideline from the American Pain Society, the American Society of Regional Anesthesia and Pain Medicine, and the American Society of Anesthesiologists' Committee on Regional Anesthesia [J]. J Pain, 2016,17(2)：131—157.

[4] 中华医学会麻醉学分会.右美托咪定临床应用指导意见(2013)[J].中华医学杂志,2013,93(35)：2775—2777.

[5] 中国心脏重症镇静镇痛专家委员会.中国心脏重症镇静镇痛专家共识[J].中华医学杂志,2017,97(10)：726—734.

[6] 中国普通外科相关专家组.2015普通外科围手术期疼痛处理专家共识[J].中华普通外科杂志,2015,30(2)：166—173.

[7] 中华医学会麻醉学分会.2014版中国麻醉学指南与专家共识[M].北京：人民卫生出版社,2014：294—304.

[8] 陈杰,张海燕,吴晓英,等.成人危重症患者客观疼痛评估的研究进展[J].中华护理杂志,2014,49(1)：355—359.

[9] 徐婷婷,戈婵,潘雅俊.普外科手术患者术后疼痛相关因素研究[J].护士进修杂志,2014,29(6)：562—565.

急性缺血性卒中溶栓及介入治疗的护理实践

脑卒中是导致人类致残和致死的主要病因之一。急性缺血性卒中（acute ischemic stroke，AIS）约占全部脑卒中的80%。急性缺血性脑卒中治疗的关键在于尽早开通闭塞血管、恢复血流以挽救半暗带组织。因此，护理人员尤其是神经内外科护士更应该掌握急性缺血性脑卒中的识别、急救、静脉溶栓桥接血管内治疗的护理。本节将从案例相关知识、案例内容介绍、延伸知识解析、考核要点四个方面，展开急性缺血性卒中静脉溶栓桥接血管内治疗的情景模拟案例分析。

一、案例相关知识

1. 脑卒中的识别。
2. 常见神经功能的评估。
3. 静脉溶栓的用药及观察。
4. 血管内治疗术后的监护。

二、案例内容介绍

本节就急性缺血性卒中静脉溶栓桥接血管内治疗的观察与处置进行护理情景模拟。本案例结合急性缺血性卒中急救流程，以真实的情景再现，帮助读者加深对急性缺血性卒中正确处理方式的印象，易于记忆。

（一）情景模拟用物准备清单

1. 椅子、报纸、老花镜。
2. 床单位及相关物品：病床、床头柜。
3. 基础医疗物品：输液架、治疗车、治疗盘、急诊病历、医疗废弃物桶、微量注射泵、无菌治疗巾、安尔碘、输液器及留置针、3M 透明贴膜、50 ml 空针、20 ml 空针、5 ml 空针、50 ml 生理盐水、采血针、止血带、输液贴、棉签、血生化采血管、凝血采血管、血常规采血管、心肌酶采血管、BNP 采血管、血糖针、血糖试纸、血糖仪、微泵延长管、手套、听诊器、体温计、心电监护仪、电极片。

4. 溶栓急救箱：rtPA50 mg 和 20 mg 各 1 支、尼卡地平 10 mg 1 支、乌拉地尔 25 mg 5 支、奥美拉唑 40 mg 2 支、生理盐水 100 ml 1 袋、生理盐水 250 ml 2 袋、平衡液 500 ml 1 袋。

（二）场景介绍与解析

【场景 1】 患者王芳,女,71 岁,肥胖,既往有高血压病史 10 年,晚 8 时正在看晚报时突发言语不清、口角歪斜、右侧肢体无力,约 5 分钟后症状完全缓解。老伴要陪她一起去急诊就诊,而王芳则认为无关紧要,说等第二天再去门诊看看。晚 8：50 王芳再次发生言语不清、口角歪斜、右侧肢体无力、站立及步态不稳（图 14-1）,老伴马上电话儿子要儿子陪妈妈去医院急诊。儿子听后立即拨打 120 急救中心急救并告知必须送往有条件治疗卒中的医院[链接1],同时赶往父母家。

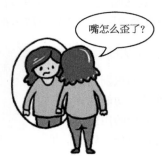

图 14-1 王芳在家中出现脑卒中症状

解析 在本场景中,当王芳出现言语不清、口角歪斜、右侧肢体无力等症状时,患者出现了卒中先兆-短暂性脑缺血发作[链接2],夫妻俩缺乏识别脑卒中的相关知识[链接3],没有认识到时间的紧迫性、疾病的严重性,当电话给儿子后,儿子采取了正确的呼救方式。

【场景 2】 21：35 120 急救车到达急诊,急诊预检护士采用辛辛那提量表对患者进行快速评估（图 14-2、14-3）[链接4],评估后测量生命体征,通知脑血管急诊医生前出接诊,NIHSS 评分 5 分[链接5],立即留置静脉留置针并急查凝血功能、血生化、血常规、心肌酶、BNP,抽生理盐水封管,测

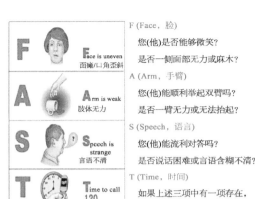

F (Face，脸)

　您(他)是否能够微笑？

　是否一侧面部无力或麻木？

A (Arm，手臂)

　您(他)能顺利举起双臂吗？

　是否一臂无力或无法抬起？

S (Speech，语言)

　您(他)能流利对答吗？

　是否说话困难或言语含糊不清？

T (Time，时间)

　如果上述三项中有一项存在，

请您立即拨打急救电话120。

图 14-2　FAST 评估

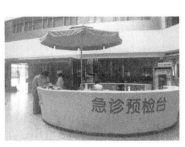

图 14-3　急诊快速评估

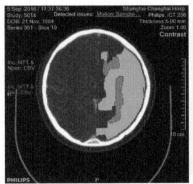

图 14-4　术前多模 CT 提示左侧颈内动脉闭塞，左侧大脑半球广泛低灌注

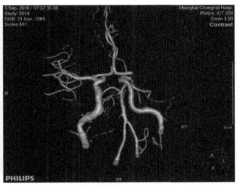

图 14-5　术前 DSA 显示左侧颈内动脉闭塞

带溶栓急救箱和医生陪同患者行头颅 CT 检查，排除颅内出血，同时多模 CT 提示右侧颈内动脉闭塞、右侧大脑半球广泛低灌注(图 14-4、14-5)。随后紧急通知抢救室做好血管内治疗的准备。

　　解析　由于急性缺血性卒中治疗时间窗窄，及时评估病情和做出诊断至关重要，医院应建立卒中诊治快速通道，尽可能优先处理和收治卒中患者。指南倡导从卒中患者至急诊就诊到开始溶栓应在 60 分钟内完成。

　　【场景3】　21:55 做完 CT，在 CT 室内医生根据患者的体重下达口头医嘱，护士遵医嘱立即给予首次 rtPA 静脉溶栓(图 14-6、14-7)[链接6]。

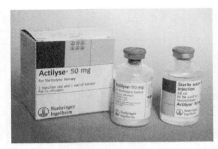

图 14-6　rtPA

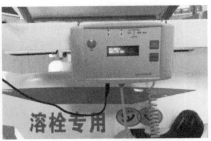

图 14-7　rtPA 静脉溶栓

解析　溶栓治疗是目前最重要的恢复血流措施,重组组织型纤溶酶原激活剂(rtPA)是我国目前使用的主要溶栓药,现认为有效抢救半暗带组织的时间窗为 4.5 小时内或 6 小时内。

【场景 4】　22:00 医生、护士和卫勤人员共同护送患者至急诊抢救室。连接心电监护,测量血压[链接7],遵医嘱给予剩余剂量的 rtPA 微泵,予生理盐水 100 ml+奥美拉唑 40 mg 静脉滴注,平衡液 500 ml 静脉滴注。做心电图检查、进行神经功能评估后发现患者不能被叫醒,出现了意识障碍,NIHSS评分 10 分,更换病号服,快速送往导管室,运送过程中维持 rtPA 静脉泵注(图 14-8)。

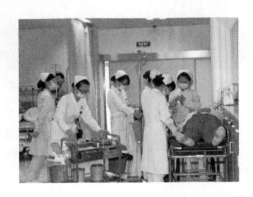

图 14-8　急诊抢救室监护

解析　快速的血管再通治疗能够明显改善急性缺血性卒中患者的最终结局。缺血性卒中发病 4.5 小时内给予静脉注射 rtPA 溶栓可以获益,而且治疗开始的时间越早,获益越多。对于大血管闭塞及心源性栓塞所致卒中,静脉溶栓的血管再通率较低,治疗效果欠佳。近年来随着介入材料和技术的发展,血管内治疗[链接8]显著提高了闭塞血管再通率,延长了治疗时间窗,显示了良好的应用前景。

　　【场景5】　患者在全麻下行右侧颈内动脉闭塞开通术及支架成形术,术后入卒中单元监护(图14-9~14-12)[链接9]。

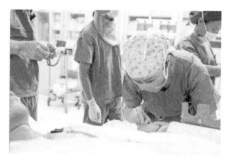

图14-9　导管室血管内治疗

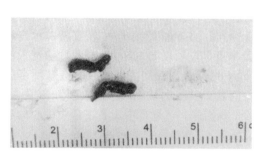

图14-10　血栓

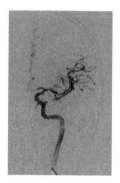

图14-11　左侧颈内动脉开通术后

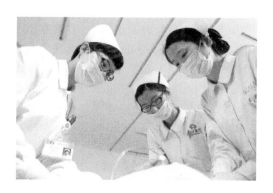

图14-12　卒中单元监护

解析 卒中单元是一种组织化管理住院脑卒中患者的医疗模式。以专业化的脑卒中医师、护士和康复人员为主,进行多学科合作,为脑卒中患者提供系统综合的规范化管理,包括药物治疗、并发症防范[链接10]、肢体康复、语言训练、心理康复、健康教育等。

三、延伸知识解析

链接 1 中国卒中中心管理要求

1. 中国卒中中心资质认证:中国卒中中心的两个等级:①卒中中心(primary stroke center, PSC);②综合卒中中心(comprehensive stroke center, CSC)。

2. PSC 能够为卒中患者提供基于循证医学证据的规范化诊治,并达到卒中中心认证的初级标准。具备更多人员、设备及技术资源的中心在行使 PSC 功能的同时,可申请 CSC 的资质认证。PSC 和 CSC 可申请加盟中国卒中中心建设联盟(China Stroke Center Union, CSCU)。

3. 目标人群:所有类型的急性卒中患者都应当进入卒中中心进行诊治。对于大面积缺血性或出血性卒中、不明病因的卒中、需要特殊检查和治疗而 PSC 无法完成的卒中及需要多学科救治的卒中,推荐直接进入或转入 CSC 接受救治。目标人群不受年龄和性别的限制。所有急性卒中患者(包括就诊延迟的患者)均应获得及时的诊断、急性期治疗、康复、二级预防及并发症预防等规范的干预措施。可疑卒中患者在卒中中心的卒中单元治疗过程中排除卒中诊断后,应移出卒中单元。

链接 2 短暂性脑缺血发作

短暂性脑缺血发作(TIA)是由于大脑在短暂性供血中断后,血流快速恢复引起,表现为突然的上肢和下肢无力、视力减退等,症状常在数分钟至数小时,最多不超过 1 小时完全缓解。约 3/4 的卒中患者在发病前数天、数周,甚至数月有短暂性脑缺血发作。因病情迅速好转,患者及家属常忽视,但它却是卒中的重要先兆,对突然出现上述症状疑似脑卒中的患者应尽快送往就近有条件的医院诊治。

链接 3 脑卒中的识别

患者突然出现以下任一症状时应考虑脑卒中的可能。

1. 一侧肢体(伴或不伴面部)无力或麻木。
2. 一侧面部麻木或口角歪斜。
3. 说话不清或理解语言困难。
4. 双眼向一侧凝视。
5. 一侧或双眼视力丧失或模糊。
6. 眩晕伴呕吐。
7. 既往少见的严重头痛、呕吐。
8. 意识障碍或抽搐。

◄链接4　辛辛那提量表

见表 14 - 1。

表 14 - 1　**辛辛那提量表**

	面部下垂	上肢漂移	言语
正常	两侧面部运动对称	两上肢运动一致或完全不能活动	用词正确,发音不含糊
异常	侧面部运动不如另一侧	侧上肢不能活动,或与另一侧肢体相比有向下漂移	用词错误,发音含糊或不能讲

◄链接5　美国国立卫生研究院卒中量表(NIHSS)

NIHSS 是一种确定、有效和可靠的评价卒中患者状态和治疗转归的方法。在神经科的卒中医护人员中,NIHSS 是应用最为广泛的卒中后神经功能缺损量表(表 14 - 2)。该量表由辛辛那提大学和爱荷华大学的神经科卒中医生与 NINDS 共同制定,包括观察患者神经功能状态变化和评价卒中严重程度的参数。为了确保可靠性,推荐接受使用该量表的正规培训和资格认证。NIHSS 是一种有效的神经功能转归测量指标,应在住院期间以及卒中后随访观察时作为测量神经功能随时间而改善的标准。

表 14 - 2　美国国立卫生研究院卒中量表(NIH Stroke Scale, NIHSS)

项目	评分标准	评分
1a. 意识水平 即使不能全面评价(如气管插管、语言障碍、气管创伤及绷带包扎等),检查者也必须选择 1 个反应。只在患者对有害刺激无反应时(不是反射)才能记录 3 分	0　清醒,反应灵敏 1　嗜睡,轻微刺激能唤醒,可回答问题,执行指令 2　昏睡或反应迟钝,需反复刺激、强烈或疼痛刺激才有非刻板的反应 3　昏迷,仅有反射性活动或自发性反应或完全无反应、软瘫、无反射	
1b. 意识水平提问 月份、年龄。仅对初次回答评分。失语和昏迷者不能理解问题记 2 分,因气管插管、气管创伤、严重构音障碍、语言障碍或其他任何原因不能完成者(非失语所致)记 1 分。可书面回答	0　两项均正确 1　一项正确 2　两项均不正确	
1c. 意识水平指令 睁闭眼;非瘫痪侧握拳松开。仅对最初反应评分,有明确努力但未完成的也给分。若对指令无反应,用动作示意,然后记录评分。对创伤、截肢或其他生理缺陷者,应予适当的指令	0　两项均正确 1　一项正确 2　两项均不正确	
2. 凝视 只测试水平眼球运动。对随意或反射性眼球运动记分。若眼球偏斜能被随意或反射性活动纠正,记 1 分。若为孤立的周围性眼肌麻痹记 1 分。对失语者,凝视是可以测试的。对眼球创伤、绷带包扎、盲人或有其他视力、视野障碍者,由检查者选择一种反射性运动来测试,确定眼球的联系,然后从一侧向另一侧运动,偶尔能发现部分性凝视麻痹	0　正常 1　部分凝视麻痹(单眼或双眼凝视异常,但无强迫凝视或完全凝视麻痹) 2　强迫凝视或完全凝视麻痹(不能被头眼反射克服)	

项目	评分标准	评分
3. 视野 若能看到侧面的手指,记录正常,若单眼盲或眼球摘除,检查另一只眼。明确的非对称盲(包括象限盲),记1分。若全盲(任何原因)记3分。若濒临死亡记1分,结果用于回答问题11	0　无视野缺损 1　部分偏盲 2　完全偏盲 3　双侧偏盲(包括皮质盲)	
4. 面瘫	0　正常 1　轻微(微笑时鼻唇沟变平、不对称) 2　部分(下面部完全或几乎完全瘫痪) 3　完全(单或双侧瘫痪,上下面部缺乏运动)	
5、6. 上下肢运动 置肢体于合适的位置:坐位时上肢平举90°,仰卧时上抬45°,掌心向下,下肢卧位抬高30°,若上肢在10秒内,下肢在5秒内下落,记1～4分。对失语者用语言或动作鼓励,不用有害刺激。依次检查每个肢体,从非瘫痪侧上肢开始	**上肢** 0　无下落,置肢体于90°(或45°)坚持10秒 1　能抬起但不能坚持10秒,下落时不撞击床或其他支持物 2　试图抵抗重力,但不能维持坐位90°或仰位45° 3　不能抵抗重力,肢体快速下落 4　无运动 9　截肢或关节融合,解释:5a 左上肢;5b 右上肢 **下肢** 0　无下落,于要求位置坚持5秒 1　5秒末下落,不撞击床 2　5秒内下落到床上,可部分抵抗重力 3　立即下落到床上,不能抵抗重力 4　无运动 9　截肢或关节融合,解释:6a 左下肢;6b 右下肢	

项目	评分标准	评分
7. 肢体共济失调 目的是发现一侧小脑病变。检查时睁眼,若有视力障碍,应确保检查在无视野缺损中进行。进行双侧指鼻试验、跟膝径试验,共济失调与无力明显不呈比例时记分。若患者不能理解或肢体瘫痪不记分。盲人用伸展的上肢摸鼻。若为截肢或关节融合记9分,并解释	0　无共济失调 1　一个肢体有 2　两个肢体有,共济失调在: 　　右上肢 1＝有,2＝无 9　截肢或关节融合,解释: 　　左上肢 1＝有,2＝无 9　截肢或关节融合,解释: 　　右上肢 1＝有,2＝无 9　截肢或关节融合,解释: 　　左下肢 1＝有,2＝无 9　截肢或关节融合,解释: 　　右下肢 1＝有,2＝无	
8. 感觉 检查对针刺的感觉和表情,或意识障碍及失语者对有害刺激的躲避。只对与脑卒中有关的感觉缺失评分。偏身感觉丧失者需要精确检查,应测试身体多处[上肢(不包括手)、下肢、躯干、面部],确定有无偏身感觉缺失。严重或完全的感觉缺失记2分,昏睡或失语者记1或0分,脑干卒中双侧感觉缺失记2分,无反应或四肢瘫痪者记2分,昏迷患者(1a＝3)记2分	0　正常 1　轻-中度感觉障碍(患者感觉针刺不尖锐或迟钝,或针刺感缺失但有触觉) 2　重度-完全感觉缺失(面、上肢、下肢无触觉)	
9. 语言 命名、阅读测试。若视觉缺损干扰测试,可让患者识别放在手上的物品,重复和发音。气管插管者手写回答。昏迷者记3分。给恍惚或不合作者选择一个记分,但3分仅给不能说话且不能执行任何指令者	0　正常 1　轻-中度失语:流利程度和理解能力部分下降,但表达无明显受限 2　严重失语,交流是通过患者破碎的语言表达,听者须推理、询问、猜测,交流困难 3　不能说话或者完全失语,无言语或听力理解能力	
10. 构音障碍 读或重复表上的单词。若有严重的失语,评估自发语言时发音的清晰度。若因气管插管或其他物理障碍不能讲话,记9分。同时注明原因。不要告诉患者为什么做测试	0　正常 1　轻-中度,至少有些发音不清,虽有困难但能被理解 2　言语不清,不能被理解,但无失语或与失语不成比例,或失音 9　气管插管或其他物理障碍	

续　表

项目	评分标准	评分
11. 忽视 若患者严重视觉缺失影响双侧视觉的同时,检查皮肤刺激正常,记为正常。若失语,但确实表现为对双侧的注意,记分正常。视空间忽视或疾病失认也可认为是异常的证据	0　正常 1　视、触、听、空间觉或个人的忽视;或对一种感觉的双侧同时刺激忽视 2　严重的偏侧忽视或一种以上的偏侧忽视;不认识自己的手;只能对一侧空间定位	
总分		

链接6　rtPA 静脉溶栓

rtPA 为粉针剂,需用无菌水溶解。每例患者的使用剂量为 0.9 mg/kg,但最大剂量不能超过 90 mg(配置后多余的剂量须在输注前丢弃,以免意外过量)。为了防止意外过量,在将 rtPA 溶液瓶与静脉输注泵连接并且给予患者之前,需从瓶中抽出多余剂量并与另一护士共同核对。rtPA 采用分次给药法:总量的 10% 在 1 分钟内推注,剩余 90% 在 60 分钟持续滴注。由于大血管闭塞静脉溶栓开通率低,因此不能等待静脉溶栓的结果,而建议直接给予药物后行动脉取栓治疗。

(一)3 小时内 rtPA 静脉溶栓的适应证、禁忌证及相对禁忌证

1. 适应证:①有缺血性卒中导致的神经功能缺损症状。②症状出现<3 小时。③年龄≥18 岁。④患者或家属签署知情同意书。

2. 禁忌证:①近 3 个月有重大头颅外伤史或卒中史。②可疑蛛网膜下腔出血。③近 1 周内有在不易压迫止血部位的动脉穿刺。④既往有颅内出血。⑤颅内肿瘤,动静脉畸形,动脉瘤。⑥近期有颅内或椎管内手术。⑦血压升高:收缩压≥180 mmHg,或舒张压≥100 mmHg。⑧活动性内出血。⑨急性出血倾向,包括血小板计数低于 $100×10^9/L$ 或其他情况。⑩48 小时内接受过肝素治疗(APTT 超出正常范围上限)。⑪已口服抗凝剂者INR>1.7 或 PT>15 秒。⑫目前正在用凝血酶抑制剂 Xa 因子抑制剂,各种敏感的实验室检查异常(如 APTT、INR、血小板计数、ECT;TT 或恰当的 Xa 因子活性测定等)。⑬血糖<2.7 mmol/L。⑭CT

提示多脑叶梗死(低密度影＞1/3 大脑半球)。

3. 相对禁忌证：下列情况需谨慎考虑和权衡溶栓的风险与获益(即虽然存在一项或多项相对禁忌证,但并非绝对不能溶栓)：①轻型卒中或症状快速改善的卒中。②妊娠。③痫性发作后出现的神经功能损害症状。④近 2 周内有大型外科手术或严重外伤。⑤近 3 周内有胃肠或泌尿系统出血。⑥近 3 个月内有心肌梗死史。

(二) 3～4.5 小时内 rtPA 静脉溶栓的适应证、禁忌证及相对禁忌证

1. 适应证：①缺血性卒中导致的神经功能缺损。②症状持续 3～4.5小时。③年龄≥18 岁。④患者或家属签署知情同意书。

2. 禁忌证：同 3 小时内 rtPA 静脉溶栓禁忌证。

3. 相对禁忌证(在 3 小时内 rtPA 静脉溶栓相对禁忌证上另行补充如下)：①年龄＞80 岁。②严重卒中(NIHSS 评分＞25 分)。③口服抗凝药(不考虑 INR 水平)。④有糖尿病和缺血性卒中病史。

(三) 6 小时内 rtPA 静脉溶栓的适应证、禁忌证

1. 适应证：①有缺血性卒中导致的神经功能缺损症状。②症状出现＜6 小时。③年龄 18～80 岁。④意识清楚或嗜睡。⑤脑 CT 无明显早期脑梗死低密度改变。⑥患者或家属签署知情同意书。

2. 禁忌证：同 3 小时内 rtPA 静脉溶栓禁忌证。

链接 7　静脉溶栓的血压观察

静脉溶栓治疗中及结束后 2 小时内,每 15 分钟进行 1 次血压测量和神经功能评估,然后每 30 分钟 1 次,持续 6 小时,以后每小时 1 次直至治疗后 24 小时。如出现收缩压≥180 mmHg,或舒张压≥100 mmHg,应增加血压监测次数并给予降压药物。

链接 8　血管内治疗

血管内治疗包括支架取栓、吸栓术。取栓治疗属于微创手术,通过在腹股沟大腿根部穿刺动脉,利用全身大动脉相连的道理,通过股动脉推送微细的导管进入脑动脉内,然后再使用取栓或者吸栓器具开通血管。这种技术开通血管的成功率可达到 85％以上。常用的取栓设备包括支架取栓,把支架释放在血栓内,使血栓和支架充分结合,再把取栓支架拉出体外带出血栓。而吸栓技术即使用大的导管直接和血栓接触,把血栓吸

除。对于大血管闭塞及心源性栓塞性卒中,取栓技术具有更高的血管再通率,是急性缺血性卒中重要的治疗手段。

◀链接9　脑卒中血管内治疗术后的监护及处理

1. 尽可能将患者收入重症监护室病房或者卒中单元进行监护。

2. 观察动脉穿刺局部敷料是否清洁干燥,同侧足背动脉搏动是否正常,溶栓12小时内观察记录:2小时1次;12~24小时内:3小时1次。

3. 定期进行神经功能评估。术后12小时内,NIHSS评分每30分钟1次;术后12~24小时内,NIHSS评分每2小时1次,如果出现严重头痛、高血压、恶心或呕吐,应随时行NIHSS评分,并行头颅CT检查。

4. 血压的监测及控制:目前临床应用多参数监护仪对患者的生命体征进行连续动态监护。溶栓前收缩压 < 180　mmHg,舒张压<100 mmHg,对于溶栓后血管再通较好(TICI>2b级)或者行血管成形术和(或)支架植入术的患者,为预防过度灌注综合征,血压控制<140/90 mmHg,高危患者<120/80 mmHg;同时,血压过低会影响血流灌注,导致脑缺血或溶栓后血管再闭塞以及其他重要脏器缺血的症状,因此,要避免血压过低。对于脑卒中后低血压的患者,要积极寻找和处理原因,必要时可采用扩容升压的措施。

5. 血糖控制:约40%的患者存在脑卒中后高血糖,对预后不利,应对高血糖进行控制;而脑卒中后低血糖发生率较低,但低血糖可导致脑缺血损伤和水肿加重,要尽快纠正低血糖。推荐血糖超过11.1 mmol/L时给予胰岛素治疗,血糖低于2.8 mmol/L时给予10%~20%葡萄糖口服或注射治疗。

6. 抗凝药、抗血小板治疗前应复查头颅CT;阿司匹林等抗血小板药物应在溶栓24小时后开始使用,对阿司匹林不耐受者,可以考虑选用氯吡格雷等抗血小板药物治疗。溶栓后的抗凝治疗尚无定论,不推荐无选择地早期进行抗凝治疗,少数特殊患者,在谨慎评估风险、效益比后慎重选择,并且应在24小时后使用抗凝剂。

7. 对于术后脑灌注不足的患者,建议扩容治疗。

8. 神经保护药物的疗效与安全性尚需开展更高质量的临床试验以进一步证实,亚低温作为神经保护治疗可能是有效的手段,需进一步临床研究证实。

链接10 术后并发症及处理建议

尽管目前循证医学支持急性缺血性卒中血管内治疗的有效性及安全性,但并非所有患者均能从中获益,术后并发症的出现往往是导致预后不良的主要因素,常见并发症包括症状性颅内出血、高灌注综合征、栓塞事件、血管再狭窄和再闭塞、操作并发症、全身多器官并发症等,其中以前三类最为常见。

1. **症状性颅内出血**:出血转化是急性缺血性卒中溶栓或血管内治疗的主要并发症之一。原因可能与血管壁损伤、再灌注损伤、溶栓药物使用以及联合抗血小板、抗凝治疗有关,出血多发生于溶栓后36小时内。一般认为超时间窗、术前血压偏高(收缩压>180 mmHg,舒张压>100 mmHg)、脑CT已显示低密度改变的卒中患者接受溶栓或血管内治疗易发生出血转化并发症。针对血管内治疗术后发生症状性颅内出血患者,应及早发现,并以阻止血肿扩大为治疗的基本原则。围手术期严格的血压控制可以降低症状性颅内出血的发生率。对于术后已发生SICH的患者,在保证脑灌注的前提下更应该严格控制血压。

2. **高灌注综合征**:高灌注综合征(cerebral hyperperfusionsyndrome,CHS)是指闭塞脑动脉再通后,缺血脑组织重新获得血液灌注,同侧脑血流量显著增加,从而导致脑水肿甚至颅内出血发生。通常表现为同侧头痛、高血压、癫痫发作、局灶性神经系统损伤、认知障碍等为主要临床表现的综合征,同时不伴有脑缺血。对于已出现高灌注综合征的患者需要收住NICU进行密切的监护及紧急处理,给予适当镇静、强化控制血压、适当脱水治疗及预防其他相关并发症。严格的控制围术期血压可能是避免高灌注综合征发生的最优选择。

3. **血管再闭塞**:闭塞脑动脉再通后再闭塞是急性缺血性卒中血管内治疗常见并发症,再闭塞和临床症状恶化相关,早期再阻塞预示长期预后不良,原因可能与血栓分解或血管内皮损伤后脂质核心的暴露血小板被激活聚集、围手术期抗血小板药物使用不充分或抗血小板药物抵抗有关。溶栓联合抗血小板治疗可能会减少再闭塞的发生。在血管内介入治疗中,可发生责任血管的次级分支和其他部位脑血管栓塞,给患者带来严重并发症。具体处理策略为:首选机械取栓,若取栓失败,可考虑采取包括导丝和球囊辅助的机械碎栓治疗;同时可采用溶栓药物,包括尿激酶、rt-PA及血小板膜糖蛋白Ⅱb/Ⅲa受体抑制剂(如替罗非班)。

四、考核要点

1. 短暂性脑缺血发作(TIA)。
2. 脑卒中的识别。
3. 美国国立卫生研究院卒中量表(NIH Stroke Scale,NIHSS)。
4. rtPA 静脉溶栓。
5. 血管内治疗术后的监护及处理。

(李冬梅 蔡 英)

- - - - 参考文献 - - - -

[1] 刘丽萍.《急性缺血性脑卒中血管内治疗术后监护与管理中国专家共识》解读[J].中华医学杂志,2017,97(3):161.

[2] 中国卒中学会重症脑血管病分会专家撰写组.急性缺血性脑卒中血管内治疗术后监护与管理中国专家共识[J].中华医学杂志,2017,97(3):162—172.

[3] 中华医学会神经病学分会中华医学会神经病学分会神经血管介入协作组.急性缺血性脑卒中早期血管内介入治疗流程与规范专家共识[J].中华神经科杂志,2017,50(3):172—177.

[4] 王蒙,周俊山,吴奥燕.急性缺血性卒中静脉溶栓及血管内治疗研究进展[J].中华神经科杂志,2017,50(5):391—395.

[5] 章惠如,王建伟,郭佩宣.从护理角度解读《中国急性缺血性脑卒中诊治指南 2014)》[J].护理与康复,2016,15(8):762—764.

[6] 宋宇,秦圣凯,周思衡,等.急性缺血性卒中的护理干预[J].解放军护理杂志,2016,33(2):41—43.

[7] 美国心脏协会科学声明.急性缺血性卒中患者护理和多学科管理的全面论述[J].国际脑血管病杂志,2009,17(11):805—835.

[8] 吕军,逯党辉,李晋,等.急性缺血性卒中 Solitaire AB 支架取栓术后颅内出血并发症分析[J].介入放射学杂志,2017,26(5):390—393.

[9] 国家卫生和计划生育委员会神经内科医疗质量控制中心.中国卒中中心建设指南[J].中国卒中杂志,2015,10(6):499—507.

[10] 中华医学会神经病学分会中华医学会神经病学分会脑血管病学组.中国急性缺血性脑卒中诊治指南 2014[J].中华神经科杂志,2015,48(4):246—256.

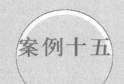

案例十五

产科新生儿交接核查安全护理实践

　　"促进母乳喂养,创建爱婴医院"是我国政府承诺的关于儿童生存保护和发展的目标之一,爱婴医院活动使得产科护理模式发生了质的变化,原先的母婴分离、新生儿集中管理、人工喂养的护理形式,都因为母婴同室的出现而被替代。实施母婴同室[链接1]对于提升母乳喂养率和婴幼儿健康水平有很大的积极作用,但管理难度及风险增大,尤其是新生儿安全管理。因此,建立健全新生儿安全管理制度,提高护理人员的安全管理意识,实施预见性的安全管理措施是产科病房安全管理的关键。预防抱错新生儿是产科新生儿安全管理的重中之重,而规范的新生儿交接核查流程是预防抱错新生儿的关键。本节将从新生儿出生后的即刻护理及身份确认、产房与病房的交接核查、新生儿入室与家属的核查、新生儿沐浴的交接核查、新生儿转科的交接核查五个方面,展开新生儿交接核查安全管理实践的情景模拟案例分析。

一、案例相关知识

　　1. 母婴同室的定义及重要性。
　　2. 新生儿出生后的即刻护理及身份确认。
　　3. 新生儿安全管理制度。
　　4. 新生儿核对制度。
　　5. 新生儿护理的相关要点。

二、案例内容介绍

　　刚出生的新生儿,因相貌、特征相似,且不具备理解和表达能力,如果不加以有效的身份识别,往往会造成抱错新生儿的情况发生。本节通过一个新生儿出生后的一系列交接,结合护士日常工作中容易疏忽的环节,以真实的情景再现,帮助护士加深对正确处理方式的印象,易于记忆。

（一）情景模拟用物准备清单

1. 床单位及相关物品：产床、平车、病床、新生儿床。

2. 基础医疗物品：新生儿体重秤、病历夹、新生儿病例、新生儿手腕带、新生儿脚腕带、新生儿胸牌、笔、蓝色印泥、产房与病房之间交接记录单、产科新生儿交接核查单、产科-儿科新生儿转接核查表。

（二）场景介绍与解析

【场景1】　患者王兰，女，28岁，因"孕40周，G1P0，LOA，临产"入住产科5床。患者血型O型，核对信息后将手腕识别带佩戴于右手。入院后完善各项检查，做好分娩前准备，于15:30顺产娩出一女婴，立即告诉产妇新生儿性别和出生时间；新生儿APGAR评分评1分钟9分，5分钟10分，查看新生儿外观无畸形，断脐，交台下助产士；新生儿称重3 280 g（图15-1），测量身长50 cm。台下助产士打印新生儿手腕带、脚腕带，填写新生儿胸牌信息（内容包括母亲床号、ID号、姓名、分娩方式、新生儿性别、出生时间、体重），与产妇核对信息（图15-2），确认无误后在产妇的注视下将手腕带、脚腕带佩戴于新生儿右手、右脚上，同时在新生儿病历上盖上新生儿右脚印及母亲右手拇指印，将新生儿胸牌佩戴在新生儿的包被上抱至母亲身边（图15-3），进行早接触、早吸吮，并及时填写新生儿出生记录。患者生命体征平稳。

解析　在新生儿出生后即刻护理及身份确认[链接2]场景中，助产士的处置存在以下错误：①新生儿出生后，未让产妇亲自确认新生儿性别。②填写腕带、胸牌信息前未与产妇核对，填写后未与第二个工作人员核对。③新生儿出生记录单上未双签名。

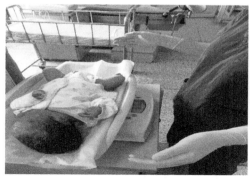

图15-1　新生儿称重

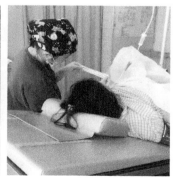

图15-2　台下助产士与产妇核对信息

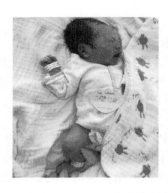

图 15‐3 新生儿腕带、胸牌照片

【场景2】 产后2小时,产房助产士将产妇和新生儿送至产房门口,与病房护士共同交接(图15‐4),核对新生儿出生记录与胸牌信息一致,双方在产房与病房交接班记录单上签字。病房护士将产妇和新生儿送回5床。

解析 产房助产士与病房护士的交接[链接3]存在以下错误:双方仅核对新生儿出生记录与胸牌信息的一致性,没有查看新生儿性别及腕带信息。

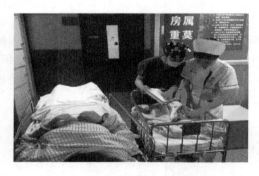

图 15‐4 助产士与护士
共同交接核对

【场景3】 病房护士将产妇和新生儿送回5床,与产妇及家属共同核对新生儿手腕带、脚腕带及胸牌信息的正确性,确认无误,双方在新生儿交接核查单上签字确认(图15‐5),并对患者及家属宣教母婴同室[链接4]和新生儿护理注意事项等。

解析 本段情景中病房护士的处置方式存在以下错误:①病房护士与产妇及家属交接核对时,未再次核对新生儿性别。②病房护士没有对产妇和家属进行新生儿查对安全教育。

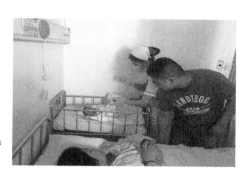

图 15-5　病房护士与产妇及家属交接核对

【场景 4】　顺产后 1 天,接到新生儿沐浴通知。新生儿由产妇家属推送至新生儿沐浴间沐浴。沐浴前,洗澡护士和家属共同核对新生儿手腕带、脚腕带与胸牌信息是否一致(图 15-6),确认无误后,将胸牌交于家属。将新生儿推至沐浴室进行沐浴(图 15-7),全程均由该护士一人负责。新生儿沐浴后兜尿布前,该护士核对新生儿性别与手腕带、脚腕带信息一致,穿衣并在新生儿交接核查表上签名、签时间,将新生儿推出沐浴间,洗澡护士看了产妇家属手中的胸牌信息,确认无误后,让家属在新生儿交接核查单上签名(图 15-8)。

　　解析　本段情景中洗澡护士的处置方式存在不足:①新生儿沐浴完毕,没有和家属共同查对新生儿腕带和胸牌信息,护士仅仅看了家属手中胸牌信息。②洗澡护士提前在新生儿交接核查单上签名[链接5]。

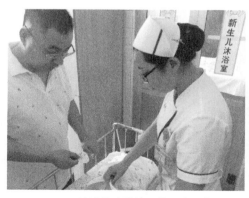
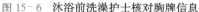

图 15-6　沐浴前洗澡护士核对胸牌信息

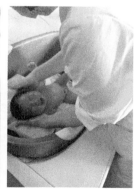

图 15-7　新生儿沐浴

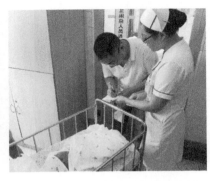

图 15‑8　沐浴后家属在
交接单上签字

【场景 5】　该新生儿出生后第 2 天,责任护士发现新生儿皮肤黄染,大便颜色变浅,吃奶量减少,立即报告医生,遵医嘱测血清胆红素 300 μmol/L,以"新生儿黄疸"[链接6]转儿科治疗。责任护士接到医嘱后,立即通知产妇家属为新生儿办理儿科住院手续,并填写 2 份产科与儿科病房转接核查表。产妇家属办好手续后,与责任护士共同将新生儿护送至儿科。产科护士、儿科护士、家属共同核对新生儿信息,3 人分别在 2 份交接表上签字确认(图 15‑9、15‑10),1 份带回产科留档,1 份留在儿科。并安抚产妇,教会产妇及家属挤奶,保持泌乳,书写护理病历并交班。

解析　该责任护士对新生儿观察到位,及时发现新生儿异常信号:黄疸出现时间早、大便颜色变浅,及时处理,并在与儿科交接的过程中做到:①与产妇家属一起将新生儿送至儿科。②与儿科护士、家属当面交接核对,3 人共同在交接表上签字确认。③交接单 1 份带回留档。该情景模拟中责任护士对新生儿转科交接的处理是正确的[链接7]。

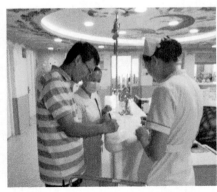

图 15‑9　产科护士与儿科护士交接

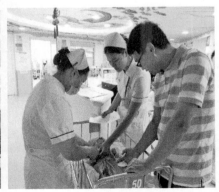

图 15‑10　产妇家属在交接单上签字

三、延伸知识解析

链接 1　母婴同室

1. 定义：产后母亲与婴儿 24 小时在一起，婴儿的治疗、护理等处理需要离开母亲时不超过 1 小时。

2. 母婴同室的重要性

（1）母婴同室可保证按需哺乳，促进乳汁分泌，增加母子感情。

（2）母亲可以学到母乳喂养的知识，学会如何照顾孩子。

（3）保证 6 个月纯母乳喂养。

（4）有利于婴儿获得免疫力，提高防病能力。

3. 母婴同室的工作制度

（1）母婴同室要求每张产妇床位旁有一张婴儿床位，每个房间不超过 3 组母婴床位，病房门口配备免洗消毒啫喱。

（2）房间宽敞明亮，通风条件好，室内无灰尘，环境清洁，空气清新，每日上下午各开窗通风 1 次，每次 15～30 分钟。

（3）接触产妇和婴儿前必须洗手，护理产妇或婴儿后必须用手消毒剂擦拭双手后方可进行下一步护理工作。

（4）护士按护理常规接待产妇，宣传母婴同室的优点、母乳喂养的好处，教会产妇正确母乳喂养，正确挤奶，做好乳房的护理。

（5）向产妇宣教新生儿一些常见生理现象及新生儿护理常规（喂养、沐浴等）。

（6）加强产后宣教，进行产褥期及产后营养指导。

（7）产妇及新生儿出院后，母婴室应进行终末消毒。

链接 2　新生儿出生后即刻护理及身份确认

1. 新生儿出生后的即刻护理：每一次分娩时，应该有一名经过培训的掌握复苏技术的医务人员在场。

（1）新生儿出生后立即用几秒钟的时间快速评估 4 项指标：是否足月、羊水是否清、是否有哭声或呼吸、肌张力是否好？

如以上 4 项为"是"，则进行常规护理：保持体温、清理气道、擦干全身，1 分钟、5 分钟 Apgar 评分如表 15－1 所示，做好新生儿脐部护理，擦拭新生儿皮肤的胎脂、羊水、血迹，同时检查新生儿有无畸形。

如果出生后快速评估中的4项,有1项为否,则进入新生儿复苏抢救阶段(图15-11)。

表15-1　新生儿Apgar评分

体征	出生后1分钟内			1分钟	5分钟	入室评分分钟
	0	1	2			
心跳数(分钟)	无	<100	>100			
呼吸情况	无	浅,哭声小	佳,哭声响			
肌肉张力	松弛	四肢屈曲	四肢活动			
导管插鼻反应或弹足底(吸清黏液后)	无	蹙颜微动	哭咳嚏			
皮肤颜色	青紫苍白	体红肢紫	全身红			
总分数	分	分	分	分	分	分

注:8~10分为无窒息;4~7分为轻度窒息;0~3分为重度窒息。

2. 新生儿身份确认:新生儿出生后立即告知产妇分娩时间及性别,新生儿即刻护理后让产妇亲自确认新生儿性别,交台下助产士测量新生儿体重、身长,与产妇核对姓名、ID号及新生儿性别后,打印新生儿腕带(内容包括母亲姓名ID号,婴儿性别、体重、出生时间等),填写胸牌信息(内容包括母亲的床号、姓名、ID号、分娩方式,新生儿的性别、出生时间、身长、体重)。与第二人核对无误,再次与产妇核对,在产妇的注视下将腕带佩戴于新生儿右手、右脚上,同时在新生儿记录单上按母亲右手拇指印及新生儿右脚印,做好原始记录,并双签名,将胸牌系在新生儿的衣服上抱至产妇身边进行早接触、早吸吮(图15-12、15-13)。

◀链接3　产房与病房之间交接

助产士和病房护士共同核对新生儿出生记录与新生儿腕带、胸牌信息填写是否一致,现场查看新生儿性别。确认无误后在产房与病房交接单上签字(图15-14)。

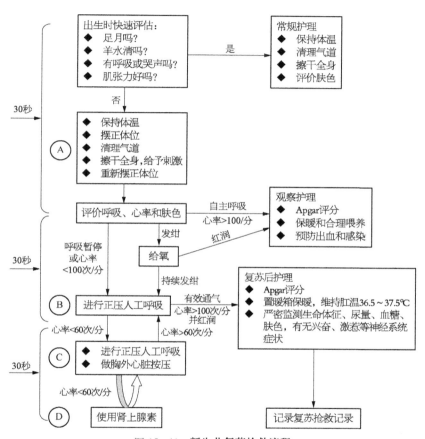

图 15-11　**新生儿复苏抢救流程**

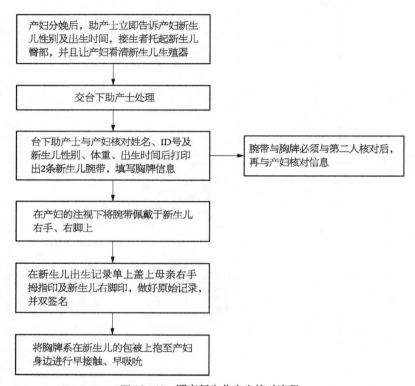

图 15-12 顺产新生儿出生核对流程

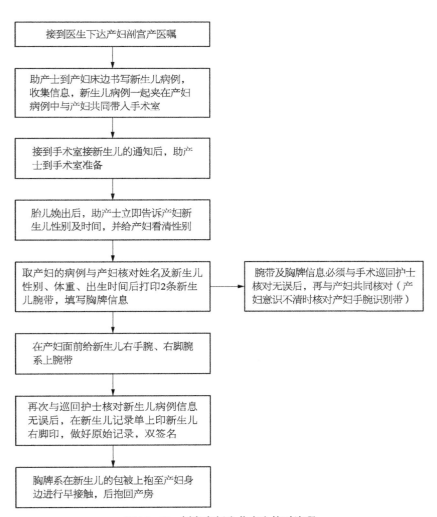

图 15-13　剖宫产新生儿出生核对流程

床号_____ 姓名_____   ID号_____

病人诊断_____   手术名称_____

交接项目		具体情况
宫缩情况		
阴道出血量	少	
	中	
	多	
膀胱充盈情况	不充盈	
	充盈	
皮肤情况	完整	
	破损	
	其他	
导管情况	尿管	
	外周留置针	
物品	病例	
	其他	
药品交接		
会阴伤口情况		
新生儿	母亲姓名、ID号	
	新生儿性别	
	新生儿特殊情况	
日期、时间		
产房护士签名		
病房护士签名		

备注：剖宫产手术者，只交接新生儿

图 15-14　产房与病房之间交接班记录单

链接4　新生儿入母婴同室交接核对

转入母婴同室病房护士检查新生儿全身情况，与产妇或新生儿父亲共同核对新生儿胸牌、腕带的信息是否正确,现场查看新生儿性别,新生儿父亲或母亲与护士共同在新生儿交接核查单(图 15 - 15)上入室交接一项签名。病房护士进行新生儿安全的宣教:①新生儿入室后一切治疗必须有家属陪同,共同参与核对,医护人员得单独对新生儿进行治疗操作。②新生儿不得单独在病房。③住院期间不得私自将新生儿抱离产科病区。

　　研究表明家属共同参与式的新生儿护理模式,可以提高产妇和家属护理新生儿的能力,建立良好的医患关系,增加新生儿护理的安全性,减少医疗纠纷。家属参与式的新生儿安全管理核对,增加查对的执行力度和监督力度,保证新生儿的安全。

床号　　　　　母亲姓名　　　　　ID 号　　　　新生儿性别

入室交接	入室时间	新生儿一般情况				新生儿母亲/父亲签名	工作人员签名

新生儿交接核查	日期	时间	交接原因				新生儿家属签名	工作人员签名
			淋浴	卡介苗接种	足底血筛查	其他		

出院核对	日期	时间	核对新生儿手腕带、脚腕带、胸牌信息确认无误	新生儿母亲/父亲签名	责任护士签名

图 15 - 15　产科新生儿交接核查单

◀链接5 新生儿沐浴管理制度

1. 新生儿沐浴安全管理

(1) 医务人员进入沐浴室前必须洗净双手,穿戴好专用工作服、鞋套,戴好帽子,保持手的清洁,非本科室工作人员不得入内。患有皮肤化脓及其他传染性疾病的工作人员,不得接触新生儿。

(2) 保持沐浴室清洁。

(3) 室内经常开窗通风并紫外线空气消毒每日2次(沐浴前后)。

(4) 婴儿沐浴时,室温保持在24~28 ℃,相对湿度60%、水温38~40 ℃,沐浴后对沐浴用品、沐浴池、沐浴垫用500 mg/L的有效氯消毒后再用清水清洗,待干备用;更换拆褓台上各种物品,并清洁擦拭台面、体重秤等。

(5) 隔离婴儿最后沐浴,设立隔离新生儿专用沐浴池,隔离婴儿用具单独使用,洗毕后用2 000 mg/L的三氯消毒溶液浸泡衣服及擦洗工作台。

(6) 新生儿沐浴应按照正常新生儿、隔离新生儿的顺序进行沐浴,沐浴时实行一人一垫一巾一消毒。

(7) 新生儿沐浴巾、衣服单独洗涤,烘干后高压灭菌。

(8) 工作人员每季进行一次病原体(咽拭子)检测,阳性带菌者暂调离工作岗位,转阴后方可回原岗位工作。

2. 新生儿沐浴操作核对交接流程:沐浴前通知家属将新生儿推送至沐浴室门口(每个婴儿床有轮子,床边有交接单),查看新生儿腕带与胸牌信息,将胸牌交与家属保管,并将新生儿推至沐浴室进行沐浴,整个沐浴过程家属在沐浴室门口可全程观看,一人负责一名新生儿沐浴全过程。沐浴后认真核对手腕带、脚腕带信息与婴儿床尾交接核查单上母亲姓名一致,将新生儿放入婴儿床上,与家属在沐浴室门口进行交接,双方共同查看新生儿腕带信息与家属手中胸牌的信息是否一致,查对无误后双方共同签字,由家属将新生儿推至病房。

◀链接6 新生儿黄疸

新生儿黄疸是新生儿常见症状之一,是由于血清胆红素浓度升高而引起皮肤、巩膜及黏膜等黄染的症状,分为生理性黄疸和病理性黄疸,病理性黄疸出现较早、程度重、持久,并伴有贫血或大便颜色变浅等临床表现。

1. 生理性黄疸:新生儿生理性黄疸是指除外各种病理因素,单纯由于新生儿胆红素代谢特点所致,无临床症状,血清未结合胆红素增高至一定范围的新生儿黄疸。新生儿胆红素代谢的特点:①新生儿体内过多红细胞迅速破坏使每日生成胆红素为成人 2 倍以上。②肝功能发育尚未完善,形成结合胆红素的功能不足。③肠肝循环特殊性:初生婴儿的肠道内细菌量少,不能将进入肠道的胆红素还原成粪、尿胆原,加之新生儿肠道内 β 葡糖醛酸苷酶活性较高,能将结合胆红素水解成葡糖醛酸及未结合胆红素,后者经肠壁吸收,经门静脉到达肝脏,加重肝脏负担。50%～60%的足月儿和 80%的早产儿出现生理性黄疸。

足月儿生后 2～3 天出现黄疸,4～5 天达高峰,5～7 天消退,最迟不超过 2 周,黄疸的程度较轻,先见于面部,颈、巩膜亦可查见,然后遍及躯干以及四肢,粪便都呈黄色,一般无症状,实验室检查可见未结合胆红素增高,其增高的生理范围随日龄而异,血清总胆红素(TSB)＜42.7 $\mu mol/L$ (2.5 mg/d),24 小时内＜102.6 $\mu mol/L$ (6 mg/d),48 小时内＜153.9 $\mu mol/L$(9 mg/d),72 小时以内及以后＜220.6 $\mu mol/L$ (12.9 mg/d)。

生理性黄疸的血清胆红素受多种因素影响而有所差异,不同的地区、名族、环境、受孕时避孕药的使用、孕期的健康等状况均有可能对血清胆红素产生影响,同时也有早产儿血清胆红素＜171 $\mu mol/L$(10 mg/d)发生胆红素脑病的报道。因此生理性黄疸的上限值可能还需要进一步研究,但是生理性黄疸始终是一除外性诊断,必须排除病理性黄疸的各种原因后方可确定。生理性黄疸一般不需要特殊治疗,在黄疸期间应注意供应水分及葡萄糖,多可自行消退。

2. 病理性黄疸:新生儿黄疸出现下列情况之一时要考虑病理性黄疸:

(1) 生后 24 小时内出现黄疸,TSB＞102.6 $\mu mol/L$(6 mg/d)。

(2) 足月儿 TSB＞220.6 $\mu mol/L$(12.9 mg/d),早产儿＞255 $\mu mol/L$ (15 mg/d)。

(3) 血清结合胆红素＞26 $\mu mol/L$(1.5 mg/d)。

(4) TSB 每天上升＞85 $\mu mol/L$(5 mg/d)。

（5）黄疸持续时间较长,超过 2～4 周,或进行性加重。

病理性黄疸的原因甚多:胆红素产生过量(溶血是最主要的促成显著高胆红素血症的因素)、肝脏胆红素代谢和分泌减少、胆红素排泄异常、肠肝循环增加是造成新生儿高胆红素血症的主要环节。

3. 新生儿的观察及护理

（1）精神状态观察:新生儿一般情况下精神状态良好,如出现嗜睡、反应差、拥抱反应减弱等情况,要注意防止胆红素脑病的发生,严重可致婴儿死亡。

（2）皮肤颜色观察:观察新生儿黄疸的颜色、部位变化,可判断黄疸的严重程度。若新生儿黄疸从巩膜、头面部,逐渐扩散到四肢、手足心,且颜色加深,说明黄疸逐渐加重,应引起高度重视。

（3）喂奶量观察:生理性黄疸和母乳性黄疸不影响婴儿的饮食,这一点也是婴儿家长不重视的原因,认为小儿吃奶正常,身体没有病,其实是家长缺乏黄疸的相关知识,应引起广大婴儿家长注意。若婴儿出现拒乳、喂养困难、吮吸无力等,应予以重视,及时治疗,防止核黄疸发生。

（4）粪便、尿液观察:观察婴儿粪便、尿液颜色的变化情况。尿液颜色变化,反映黄疸轻重变化。新生儿溶血病引起的黄疸,尿液呈酱油色;粪便由浅黄转为白色,应考虑胆道闭锁引起的黄疸。所以,粪便、尿液观察有助于查找病因及时诊断和治疗。

（5）生命体征观察。观察新生儿体温、脉搏、呼吸等变化,判断有无感染以及有无核黄疸的发生。

链接 7　新生儿转科、出院交接核查

1. 新生儿转科:接到新生儿转科医嘱,护士详细填写两份转接核查表(图 15-16),护士与产妇家属一同护送新生儿到转入科室,交接双方护士及新生儿家属按转接表内容逐项认真交接,确认无误后三方共同签名,双方科室分别留一份转接核查表存档。

2. 出院时与产妇共同核对新生儿腕带和胸牌的所有信息,并现场查看性别,确认无误后,在产科新生儿交接核查单出院核查一项,签名签时间,收回核查表存档。

产科—儿科新生儿转接核查表

母亲姓名_____　　ID 号_____　　日期_____年____月____日

项目名称	
新生儿性别	
分娩方式	
婴儿体重	
羊水情况	
出生时间	
Apgar 评分	
胎龄	
大小便	
喂养情况	
脐带情况	
维生素 K_1 及乙肝接种	
转科原因	
母亲并发症和合并症	
父母血型	
母亲有无胎膜早破	
产科签名	
儿科签名	
家属签名	

图 15-16　产科—儿科新生儿转接核查表

三、考核要点

1. 母婴同室的定义及重要性。
2. 新生儿出生后的即刻处理要点及查对制度。
3. 新生儿 Apgar 评分标准。
4. 产房与病房的交接核对要点。
5. 新生儿沐浴安全管理要点。
6. 新生儿黄疸的相关知识。
7. 新生儿转科的交接核查要点。

（黄菲菲　汤春涛）

- - - - - 参考文献 - - - - -

［1］杨康春,任秀琼.产科新生儿身份识别的无缝隙管理［J］.护理实践与研究,2015,12(4)：68—69.

［2］张红卫.产科母婴暂时分离交接过程中的危险因素及管理对策［J］.护理研究,2012,26(8)：2183—2184.

［3］席时清,吴冬梅.母婴同室新生儿护理的安全隐患排查及管理［J］.全科护理,2013,11(12)：3421—3422.

［4］丁夏燕.新生儿身份识别的安全护理管理［J］.中医药管理杂志,2015,22：167—168.

［5］国卫办医.医疗机构新生儿安全管理制度(试行)［S］.2014.

［6］谢映梅.共同参与护理模式对母婴同室产妇及新生儿的影响［J］.护理实践与研究,2016,11：4—6.

［7］闻一华.母婴同室对母婴健康的好处［J］.中外医疗,2014,14：133—135.

［8］张国群.新生儿沐浴的强化安全管理［J］.护理学杂志,2011,26(18)：64—65.

［9］张玉侠.实用新生儿护理学［M］.北京：人民卫生出版社,2015,12：394—398.

临床护士微笑服务与沟通实践

沟通是指管理活动中人与人之间的信息传递与交流。理想的沟通是在个人和群体间分享信息、思想和感情传递，并达成共识的过程。沟通并非人天生具备的能力，而是一种需要后天培养，需要努力学习与经营的能力。沟通无处不在，沟通无时不有，学习、掌握并运用沟通技巧，通过有理有据的沟通去说服他人采取积极正确的行为[链接1]，能够让我们每一个人更具影响力。中国医师协会2008年的调查显示，70%以上的医疗纠纷与医患沟通不畅有关。在临床护理工作中，护患沟通是各种联系和诊疗护理活动中最为基础的工作，直接关系到护理工作的质量与服务效果，而护患沟通能力正成为全球护士执业的七大核心能力之一[链接2]。本节将从案例相关知识、案例内容介绍、延伸知识解析、考核要点四个方面，展开临床护士微笑服务与有效护患沟通的情景模拟案例分析。

一、案例相关知识

1. 沟通相关概念与意义。
2. 沟通的流程和注意事项。
3. 结肠镜检查的准备。
4. 肠息肉摘除术后的宣教。

二、案例内容介绍

随着饮食结构的变化，我国大肠癌的发病率不断增加。每年新增结直肠癌病例达30万，并以年均4%的增幅不断攀升。目前，结直肠癌的发病率已经高居恶性肿瘤第三位。研究显示，80%左右的大肠癌是由息肉恶变而来，早期发现并切除大肠内的良性肿瘤，可消除癌变隐患。肠镜检查是经肛门将肠镜循腔插至回盲部，从黏膜侧观察结肠病变的检查方法，是目前发现肠道肿瘤及癌前病变最简便、最安全、最有效的方法。因此,目前肠镜检查已作为体检常规检查项目之一。本节以沟通为主线就患者接受肠镜检查的前、中、后的宣教进行护理情景模拟。本案例真实再现了临床肠镜检查前的肠道准备、检查时的解释配合、检查后的观察宣教,以帮助读者掌握正确的沟通技巧,实用性强,易于记忆。

(一)情景模拟用物准备清单

1. 床单位及相关物品:病床、检查床、床头柜、护理巡视记录单。

2. 基础医疗物品:肠镜壶、肠镜裤、复方聚乙二醇电解质散 2 包、温开水 2 000~3 000 ml、病历夹、肠镜检查单、肠镜报告单、输液架、治疗车、治疗盘、无菌治疗巾、20 ml 空针、5 ml 空针、医疗废弃物桶、安尔碘、止血带、棉签、输液贴、输液器及针头、留置针、透明贴膜。

3. 药品:乳酸钠林格液等液体数袋、止血、抑酸、营养药物。

(二)各场景介绍与解析

患者杨某,女,56 岁,为行体检入住特需诊疗科行常规检查,拟次日行肠镜检查。

【场景 1】 特需诊疗科病房(肠镜检查前肠道准备)

护士:(嘭!)凌晨 4 点钟了,起床了,起床了,自己烧点水把泻药喝了吧(图 16 - 1)。

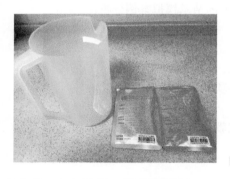

图 16 - 1 肠道准备药物

女患者:这么早啊!喝泻药吗?

护士:哦!忘敲门了。昨天责任护士不是和你说过了吗?就是把药倒在壶里用 2 000 ml 温开水搅拌一下,喝到大便排空呗。

女患者:这药很难喝吧?

护士:药会好喝吗?

女患者:那我喝这药要注意些什么吗?

护士：没啥特别的，别喝撑着肚子，不要吐出来就是了。

女患者：那么严重！

护士：喝完别总待在床上，起来多走走，促进排便！泻不干净，教授可没空等你。

（不一会儿，患者自己已经喝了 2 000 ml，但一直没有泄，于是自己去找了护士，到护理站没见着人，等了会见护士推着治疗车从其他病房出来。）

（患者走向前去）问道：护士，我为什么一直没有泄啊？

护士（边走边说）：你这事急不得，自己走廊走走，多活动活动，我现在很忙，一堆空腹患者都等着我抽血呢。

患者：我从来没做过肠镜，怕痛受不了，又怕检查时脱裤子，万一是男医生，多尴尬啊！

护士：（护士又在忙碌中）痛是肯定的，忍忍就过去了。人家都是医生，什么没见过。你回自己的病房呆着吧，我很忙，现在没时间跟你说话啊！（话音未落又进入下一个病房并关上了门。）

（以上的情景我想作为一名患者，心都凉了一大截，虽然护士确实很忙，但是忙时做到忙而不乱，能真正体现一名护士素质修养。提问：如果在你非常忙时患者又不停问你问题，你该怎么办？）

解析　言语的交流在于用心的传递，机械地完成任务留下的只会是不好的印象，如果多站在患者的角度了解患者的心理需求，也许就会让患者一下子感到暖流上心头！热情的服务，温馨的笑容，只需一个小小的动作，顿时一股暖流上心头，为之后的护患沟通奠定良好的基础[链接3-4]。

关于肠镜检查前肠道准备，正确的做法[链接5]如下：

护士：（敲门）杨小姐，我是夜班护士小王，我现在可以进来吗？

女患者：哦，请进。

护士：时间到了，我来叫您起床喝泻药了（边说边帮患者把水烧上）。

女患者：这药怎么喝啊？

护士：想必昨天责任护士已经和您宣教过了。

女患者：不好意思，我忘了。

护士：没事，我来帮您把药配制好，您只要喝完这配制好的泻药，大概 2 000 ml 左右，以每小时 1 000 ml 的速度口服，总共需要 2 小时左右就喝完了！如果喝完还有粪渣排出，或者排出的大便颜色不是淡黄色的话，那您还得再稍微多喝点温开水[链接6]。

女患者：这药好难喝啊。

护士：确实有点难喝，但这药效果好，副作用少，您别着急一下全喝了，这样胃受不了。多按摩肚子，再下床适当走动走动，这样有利于粪便的排出哦。我会随时来询问您用药后效果的。

（护士在接下来的1小时、2小时后多次利用早晨空隙时间主动去患者房间询问排便情况，使患者消除了很多喝泻药时遇到的顾虑，直至到大便解干净。）

（快到检查时间了，患者有点焦虑，护士小王在查房时发现了患者的紧张不安。）

护士：杨小姐，您是不是有点紧张啊？

女患者：我从来没做过肠镜，怕痛受不了，又怕检查时脱裤子，万一是男医生，多尴尬啊！

护士：您放心，为您做肠镜的医生经验丰富，只要您配合好肯定没问题，检查之前护士先会帮您摆好体位，用治疗巾盖上，或您也可以换上一条专用的肠镜裤，保护好您的隐私，您就放心吧。

【场景2】 内镜中心（肠镜检查）

女患者：护士！我这个肠镜检查是在这里排队吗（图16-2）？

分诊护士（一边盯着电脑屏幕，一边面无表情地）回答：是的，到边上等电脑叫号。

女患者：那么我什么时候能做到检查呀？我前面还有多少人？

分诊护士（不耐烦地）回答：多着呢！都是做肠镜的！

女患者：这么多人啊？那岂不是要等很长时间？护士，每个人要做多长时间啊？

护士（抬眼看了患者一眼）说：不知道！轮到了会叫号的！

女患者：护士！我都等了一个多小时了，为什么还没轮到我，怎么有些人比我晚来的都进去做啦？

分诊护士：一个小时算什么，我们要给你做仔细啊，有时候一个病人都要做将近一个小时，所以啊耐心等！再说了，我只负责排号，你不要老来问，看大屏幕等叫号，不要老是围在这里好么。去更衣室把肠镜裤换上。

操作护士：进来，脱鞋，躺在床上，转过去，背对我，快点！

女患者：因为我是第一次做肠镜，您刚才说话说得太快，我没太能理解您的指示,麻烦您能否再说一遍好么?

操作护士:哎呀,你快点呀。

女患者:不好意思,我没做过,没经验,不知道怎么躺啊?

操作护士:我不是和你说了好几遍了吗?背对我,背对我。快点,后面还有好多病人呢!

女患者:好好好,可是护士,检查疼不疼呀(*护士不回答,患者再次询问是否会很痛*)?

操作护士:疼不疼,每个人感觉不一样,你放松就行了。

女患者:哎呀,护士,我的肚子现在涨得慌,很疼,你们动作能不能稍微轻一点。

操作护士:放松,检查肯定有点不舒服的,你再叫我们就不敢再做了。哪里痛?

女患者:左边。

操作护士:开过什么刀吗?

女患者:没有。

操作护士:拐弯的时候有点感觉是正常的,忍着点,你平时吃什么药吗?

女患者:没有。

操作护士:有个息肉给你摘掉了。

女患者:护士,我检查下来有什么问题吗?

操作护士:现在在操作,结束了会跟你讲的。

女患者:护士检查完应该注意些什么?我这个报告有问题吗?

操作护士:摘了个息肉,不能吃东西,回去等报告,报告上都有写的。

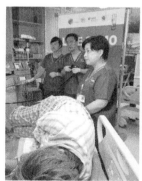 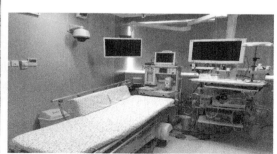

图 16-2　内镜中心肠镜检查

快穿好裤子出去吧，我们后面还有很多其他患者。

　　解析　不难发现，从肠镜开始，无论是分诊护士还是操作护士，大家都是很熟练地完成自己手里的工作，完全没有站在患者的立场考虑感受，在执行操作时一会让患者左侧卧位一会儿又平躺，全然不顾患者的隐私问题。此时作为执行的护士就应多观察多询问患者的感受，做好防范措施，提高患者的舒适度并确保患者得到满意服务。

　　就患者接受肠镜检查，正确的做法如下：

　　女患者：护士，我啥时能检查，怎么比我晚来的都进去了？我这么长时间没吃东西，有点吃不消呀。

　　分诊护士：您好，您看到比您晚来的患者先做了，是因为他们和您不同诊室，不同检查方式，有的是麻醉，有的是不麻醉所以排号不同。而且肠镜检查比较特殊，每个人的肠道结构和长度有差异，每个人的情况也不同，所以做的时间也不同，快一点一刻钟左右，慢一点半个小时左右，如果有治疗就更慢了。所以请您耐心等候，坐下来休息休息，看着大屏幕就能知道您前面还有几位患者了。

　　女患者（再次到护士站）：护士我不舒服，有点头晕出汗。

　　护士：我现在帮您测一下血糖。您的血糖是正常的。因为检查患者比较多，让你等久了。不要着急，您这边坐一下，现在感觉好点了吗？

　　女患者：好多了。

　　分诊护士：您马上要做检查了，检查过程中，为防止弄脏您的衣物和保护您的隐私，您需要更换一条肠镜裤（图 16 - 3）（边说边引导患者进入女更衣室，拿起一条女士肠镜裤），这就是内镜中心肠镜裤，需要贴身穿，换下来的裤子您可以储存在这个柜子里面，换好后请将柜子钥匙随身携带。

　　女患者：护士，我换好了。

　　分诊护士：您先在这儿坐一会儿，应该马上就能检查，请再耐心地等待一会儿。请把申请单拿好。

　　操作护士：十三号，进来，请问您叫什么名字，为何做肠镜啊（核对患者信息和检查目的）？您看下墙上的体位示意图，然后，把鞋子先脱掉，躺在检

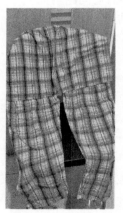

图 16 - 3　肠镜检查专用裤

查床上背对我,请不要紧张(*把床栏拉好,注意保护患者隐私*)。

女患者:不好意思,我第一次做,有点紧张;护士,会不会很痛啊?

操作护士:请不要紧张,检查可能有点不舒服,我们会在肠子里打点气,有点腹胀,您不要屏气,要放松,如果想要排气,就把他排出来,会感觉舒服点的。

操作护士:您感觉哪里不舒服,是胀痛吗? 我来帮你压一下,这是正常的,我们打了点气,您以前开过剖腹产、阑尾等手术吗? 放松放松,肠镜拐弯的时候是有点不舒服,你再坚持一下;哦,有个息肉,平时有没有吃抗凝药,如阿司匹林,没有的话我们帮您摘掉,别紧张哦。您配合得很好。外面休息一下,如果肚子胀的话去厕所排空一下,工作人员会把报告给您的。

操作护士:杨丽,十三号特需诊疗科患者杨芳,摘了个息肉。帮我通知一下外勤来接她。

分诊台护士:您的检查报告,请拿好。

女患者:护士,我没事吧,可以吃饭了吗?

分诊台护士:您摘了一个息肉,现在不能吃不能喝,要输液了。我已经通知外勤来接您了,一会儿让她带您回病房输液。

【场景3】　特需诊疗科病房(肠镜检查后护理)

护士:唉,又摘息肉了! 你先回房间吧,一会儿会给你吊点水啊。现在不能吃也不能喝,知道了吗?

女患者:为什么啊?

护士:摘了息肉你再吃东西,会肠穿孔的,知道吗?

女患者:但是我现在真的好饿。

护士:饿了也不能吃啊,我们得为你负责。

女患者:那我要什么时候才能吃饭啊?

护士:等医生下医嘱,能吃了我们会通知你的。

女患者:从昨晚开始你们就不让我吃饭,一直到现在还不让吃,我实在吃不消。

护士:一顿两顿不吃没事的,摘了息肉就是这样,等会儿先输点保护胃黏膜和补充营养

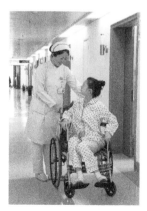

图16-4　病房肠镜后护理和宣教

的药,一会儿你睡一觉就不饿了(图16-4)。

解析 越是在患者意外摘了息肉的时候,其实患者比任何人都很在意,如果这个时候得不到别人的理解和关心,换来的却是责怪,这样会造成患者对护士的满意度急剧下降,让护患隔阂加重,如果换个角度看待问题,也许会有不一样的结果。

对于行息肉摘除术后患者,正确的做法是:

女患者:护士,我做肠镜摘了1枚0.5 cm×0.5 cm大小的息肉。

护士:哦,那您就不能进食了,包括水也不要喝,不过我们会给您输些止血、营养、保护胃黏膜的药物,满足您的生理需要。我先领您回房间,有什么不舒服,及时跟我讲。

女患者:为什么不能吃啊?

护士:因为现在肠壁上有创伤,这样是为了避免刺激伤口出血,食物产生的粪便污染到伤口,会影响到伤口愈合,出现感染[链接7]。

女患者:点点头。

护士:不过您放心,您这样的情况在我们这儿还是比较多见的,进食的时间一般根据息肉大小而定。具体时间我们和您的责任医生确认后通知您,您先尽量卧床休息,少活动。如果出现腹痛、出虚汗、心慌、大便带血等症状,及时告知我们,而且2周内不能洗盆浴,禁止吃粗纤维食物(如:芹菜,空心菜等),禁止剧烈运动(如:俯卧撑,抱小孩等)[链接8]。我现在就去给您准备输液。

女患者:嗯,明白了,谢谢护士。

解析 护士回到护理站汇报医生后准备好输液,确认后及时娴熟的帮患者输上液体并回答之前的问题,解开患者的所有疑惑,可提升护理满意度。

三、延伸知识解析

◀ 链接1 沟通的定义

沟通是人与人之间、人与群体之间思想与感情的传递和反馈的过程,以求思想达成一致和感情的通畅。沟通并非天生具备,而是一种需要我们后天培养的,需要我们去努力学习,努力经营的能力。随着沟通时代的来临,学习沟通技巧,能够让我们每一个人都更具有影响力,能够把自己的理论更顺利地实施。

链接2　护患沟通的意义

1. 建立和维护良好的护患关系,提高信任度和护理满意度,有效降低护患矛盾和纠纷的发生。

2. 收集患者的资料进行健康评估,确定现存和潜在的健康问题。针对患者存在的健康问题实施护理活动。

3. 了解患者的心理精神状态,针对实施心理护理,促进患者的心理健康。

4. 共同探讨解决患者的治疗护理问题和方案,提供健康知识,保证护理程序顺利实施,促进患者康复和维持健康。

链接3　医患沟通的步骤——剑桥应诊指南(Calgary-Cambridge Guide To The Medical Interview)

(一)启动程序

1. 初步建立友善互信的关系

(1)问候患者并获知患者的姓名。

(2)自我介绍并说明自己的工作职责。

(3)表达对患者的尊重和关心,注意让患者身体舒适。

2. 查明患者的就诊原因

(1)采用开放式提问识别患者要解决的问题,例如:"你今天为什么到医院来?""你今天有什么问题希望得到解决?"

(2)仔细倾听患者开始叙述的问题:让患者畅所欲言,不要打断患者的叙述或引导患者作出回答。

(3)请患者确认就诊问题,并进一步筛查可能存在的其他问题。例如:"您今天就诊的问题是头痛和疲倦,是否还有其他问题?"

(4)根据患者和医生双方的需要,协商议程。

(二)采集信息

1. 患者问题的发现与探究

(1)鼓励患者用自己的话讲述病史,从问题发生到目前情况,并弄清患者现在就诊的原因。

(2)采用开放式和封闭式相结合的提问,从开放式问题适时过渡到封闭式问题。

(3)认真倾听,允许患者完整叙述,不要打断;在让患者回答问题时,充分给予患者思考的空间，或允许其停顿后继续。

（4）促使患者使用鼓励、静候、重复、解释等语言和身体语言、面部表达等非语言的方法积极回答问题。

（5）澄清含糊不清或需要进一步解释的陈述予以澄清，如"你能解释一下你感觉头很轻的意思吗？"

（6）分段小结，以核实自己是否准确理解患者的意思，请患者纠正其错误或提供进一步的信息。

（7）使用简明易懂的提问与评论，尽量避免使用术语。如果需要使用术语，应作适当的解释。

2．了解患者的想法

（1）理念和关注点：确定每个问题并认可患者的想法和关注点（忧虑）。

（2）影响：确定每个健康问题如何影响患者的生活。

（3）期望：确定患者的就医期望和帮助患者实现期望目标的方法。

（4）感受和想法：鼓励患者表达感受和想法。

3．应诊架构调控措施

（1）在一系列具体询问之后做一个小结，确认所需要了解的内容，然后进入下一段应诊过程。

（2）需要从一个话题转入另一个话题时，要使用引导或过渡语句，如："您有三个问题，下面我们讨论第二个问题，好吗？"

（3）按逻辑顺序进行结构式的问诊。

（4）注意控制时间进度，与患者交流过程不要偏离主题。

（5）通过患者口头和非语言提示的线索（身体语言、口语、面部表情、掩饰动作）了解患者的想法：适时审核并予以信心和认可。

（三）建立关系

1．发展友善互信的关系

（1）采用合适的非言语举止：如眼神接触、姿势、面部表情、语调等。

（2）使用笔记本或使用电脑作记录：不能干扰谈话或影响融洽的气氛。

（3）认可患者的意见和感受：接受合理、合法的观点，不作评判。

（4）移情并支持患者：表示关切、理解、相助的意愿；认可患者对抗疾病的努力和适当的自我照顾。

（5）机敏地处理令人尴尬、不安的话题和身体上的疼痛：包括体格检查遇到的有关问题。

2. 患者参与

（1）共同思考：鼓励患者参与其自身问题的解决，与其共同思考、交流对有关问题的认识，例如：我现在想的是……

（2）提供合理的解释：科学地解释看似不合理的问题或体检结果。

（3）征得同意：在做体格检查前，解释操作过程，在得到患者同意后实施。

（四）解释和计划

1. 提供适当数量和类型的信息

（1）分段提供和考查：医疗信息要分段提供，再根据对患者理解和反应的考查来调整解释方法，以保证患者能明白信息的内容。

（2）评估患者的医疗知识基础：在给患者提供信息之前，先知道他到底对这个问题已经了解到什么程度。

（3）询问患者还需要哪些有帮助的信息：例如病因学方面的，预后方面的。

（4）在适当的时候给予解释：避免过早地给予劝告、信息或安慰。

2. 帮助患者准确记忆和理解

（1）安排说明：将解释的内容分成若干部分，按一定的逻辑顺序进行解释。

（2）使用清晰的分类方法或标识：如"我想谈三件重要的事情，第……""现在，我们可以转移到……"

（3）重复和总结：用该方法可以强化信息。

（4）语言：使用简洁、易于理解的表述，避免术语，否则应给予解释。

（5）利用直观的方式传递信息：如图表、模型、文字资料、说明书。

（6）检查患者对信息的理解程度：如要求患者用自己的话复述，必要时加以澄清。

3. 取得共识

（1）针对患者的病情进行解释：需先引出患者的想法、考虑和期望。

（2）提供机会并鼓励患者参与：发问，寻求澄清或表示怀疑；对患者的积极参与做出恰当反应。

（3）使用言语和非语言的线索：如借助提问或忧伤表现来获知患者

的需要。

(4) 明确患者的信仰、反应和感受：在必要时给予认可及处理。

4. 临床计划

(1) 分享自己的想法：与患者分享自己的观念、思维步骤和两难的选择。

(2) 患者参与：利用建议而不是指令使患者参与制订临床计划。

(3) 鼓励患者参与：让他们讲出自己的想法、观念、建议和偏好。

(4) 协商：商定一个医患双方均可接受的临床计划。

(5) 提供选择：鼓励患者作出符合他们所希望的选择和决定。

(6) 与患者核实：核实患者是否接受该计划，患者关注的问题是否得到解决。

5. 结束程序

(1) 总结简要总结，并进一步明确诊疗计划。

(2) 达成协议医生和患者达成下一步行动协议。

(3) 安全问题讨论可能的意外后果，如果计划没有得到实现该如何应对，何时及如何寻求帮助。

(4) 最终审核核实患者是否同意并满意该诊疗计划，询问是否有疑问、有需要修改或需要讨论的条款。

链接4　护士的沟通礼仪

1. 护士与患者交谈时：正式公开场合保持 1.2～3.7 m 的距离，而友好非正式共同的距离保持在 50 cm 左右，应注意对患者语言亲切、语气温和、语音亲晰，交流中认真倾听，解答时语调适中，使用尊称和敬语；做到来有迎声、问有答声，走有送声，为患者创造一个温馨的休养环境。谈话态度，要保持稳定的情绪和平静的心态，做到自然大方，发音吐字要稍缓，声音委婉柔和、速度适中，适当配合手势与表情；提倡礼貌用语：您好、请、对不起、谢谢、您慢走等，要把握深浅和分寸，注意谦虚，掌握主动，语言简明扼要，根据患者的病情、职业、年龄、文化水平、地位和性格不同，选择合适的谈话方式和措辞进行交谈，取得患者配合。

2. 日常护患沟通技巧原则：包括设身处地换位思考，尊重服务对象人格，及时做出适当反应，随时进行健康教育，慎重使用术语，尽量不用方言，多用积极语言，避免权威用语，防止语言冗长，适当应用复述，妥善处理隐私。

　　3. 心理学家艾伯特·梅拉比安有一个著名的沟通公式：沟通的总效果 7％的语言＋38％的音调＋55％的面部表情，高达 93％的沟通是非语言的，其作用和表现形式多样，例如微笑可以缩短护患之间的心理距离，缓解患者的紧张、疑虑和不安心理，使患者感受到尊重、理解、温馨和友爱，同时也能赢得患者的信任；交流过程中保持目光接触，长时间交谈时，应以对方整个面部为注视区域，不要凝视；倾听时集中注意力，保持耐心坦诚，不急于打断和做出判断评论，主动及时反馈；根据服务对象的文化和社交背景，选择合适时间安抚触摸缓解忧伤、害怕等心理体验（表 16－1）。

　　4. 电话礼仪：接电话时文明用语，说话时要态度和蔼，言简意赅，用语文明。禁忌在上班时间接与工作无关的电话、电话聊天。

　　5. 接待老年患者的礼仪：对待老年人切忌直呼其名、床号，以免引起老年人的不愉快，有的老年人由于视、听、嗅及触觉功能减退，造成不同程度的语言交流障碍，护士尽量采用接触、手势、面部表情和身体姿势等多种方式与患者交流。

　　6. 接待儿童患者的礼仪：儿童具有生活不能自理、发病急、变化快，不善于语言表达等特点，护士要细心看，仔细倾听，善于从细微变化中发现问题。

　　7. 对服务对象的持续提问，适时停止，尽量不要再提出新问题，必要时另寻时间会谈，对不合理的要求进行一定限制。

表 16－1　**非语言性沟通**

项目	非语言信息	意义
姿势	直立的、放松的 垂头弯腰 僵硬 伸展的、四肢分开	有信心、有兴趣 没有兴趣、精神抑郁、有敌意 无安全感 支配的、有信心
态度	没有表情 太多表情	没有兴趣、情绪抑郁 焦虑
彼此眼神	直接相对 眼睛睁大 眼睑下垂 眼神逃避	感兴趣、有信心、诚实 注意力集中 不关心、情绪抑郁 顺从、不诚实、缺乏自信

续 表

项目	非语言信息	意义
面部表情	嘴唇紧闭	生气
	嘴角放松	平静
	大笑	快乐
	假笑	作假、抚慰
	皱眉	重视、紧张、不相信、不了解
整体外观	修饰良好	细心、社会适应良好
	衣冠不整	心理健康状况不良、社会适应不良

链接5　UCLA 标准化医患沟通模式—CICARE

CICARE 是基于循证医学证据的医患沟通方式，包含了6个步骤，是6个步骤英文首字母的组合。

1. C——connect，联络，通过称呼患者及家属先生或女士或他们喜欢的称谓来与他们联络。

2. I——introduce，介绍，介绍自己及自己的工作角色。

3. C——communicate，交流，将你要做的工作、所需时间及产生的影响同患方交流。

4. A——ask，询问，对患者检查前需获得许可，询问或关心患方的需求。

5. R——respond，回应患者的需求，立即回应患方的询问和需求。

6. E——exit，有礼貌的告知，有礼貌地告知或解释下一步会做什么，或何时你会回来检查。

链接6　肠镜前的宣教指导

1. 检查前3天进少渣饮食，检查前1天晚餐少渣半流饮食，如：稀饭、面条等，忌蔬菜、水果等含纤维素丰富的饮食。

2. 将复方聚乙二醇电解质散2袋全部溶解于温开水中，搅拌均匀，配成2 000 ml 溶液，于检查前至少4小时，以每小时1 000 ml 的速度口服，直至大便呈水样无粪渣，如肠道未排空而时间允许的情况下，可继续口服1 000 ml 左右的温开水（根据医嘱准确宣教服药方法）。

3. 肠镜当日免早餐。

　　4. 如患者难以承受大量饮水或大便量少伴粪渣,无法在规定时间内排空肠道,应及时通知医生,必要时清洁灌肠,如年老体弱或出现低血糖表现,遵医嘱予静脉补液。

　　5. 肠镜前停用常规口服药物,仅需口服降压药物。

链接 7　肠息肉摘除术后并发症观察和处理

　　见表 16-2。

表 16-2　**肠息肉摘除术后并发症观察和处理**

并发症	临床表现	处理要点
出血	1. 心率加快,初期血压无明显变化或略上升,失代偿期血压下降 2. 烦躁不安、面色苍白、皮肤湿冷、主诉口渴 3. 腹胀便血 4. 急查血常规示血红蛋白、血细胞比容、红细胞计数急剧性下降	1. 心理护理,做好解释工作 2. 立即通知值班、主诊医师,必要时建立两路以上静脉通路,加快输液速度 3. 严密观察生命体征,缩短测血压间隔时间 4. 遵医嘱急查血常规、凝血功能等 5. 遵医嘱使用止血药物,必要时抽血型鉴定、备血为输血作准备,同时做好再次肠镜止血准备 6. 及时书写护理记录,做好交接班
低血糖	1. 饥饿感、乏力、头晕、恶心等症状 2. 虚汗、心慌、颤抖、面色苍白 3. 行为异常,视力障碍、定向力障碍 4. 木僵、甚至意识消失、昏迷 5. 低血糖是指成年人空腹血糖浓度 <2.8 mmol/L,糖尿病患者血糖值 $\leqslant 3.9$ mmol/L	1. 安抚患者和家属,立即通知值班医生,遵医嘱合理用药,密切观察生命体征神志的改变,监测血糖至正常范围 2. 及时书写护理记录,做好交接班 3. 轻症:监测手指血糖,神志清醒者遵医嘱口含白色巧克力,嘱卧床休息避免运动 4. 重者:监测手指血糖,遵医嘱立即静脉推注 50% 葡萄糖 40~60 ml,建立静脉通路输注葡萄糖,床栏保护,防止坠床等意外损伤

续　表

并发症	临床表现	处理要点
肠穿孔	1. 腹痛、腹胀、腹部膨隆、肠鸣音减弱或消失 2. 恶心、呕吐 3. 查体腹膜刺激征：腹部压痛、反跳痛、腹肌紧张 4. 腹部平片可发现膈下游离气体，CT检查示腹腔游离气体、腹腔积液、腹膜增厚等	1. 禁食水，持续胃肠减压 2. 密切观察病情变化包括生命体征和引流液的色、质、量等，评估疼痛的性质、程度、变化 3. 遵医嘱使用广谱抗生素，抑酸、抑腺体分泌的药物，必要时配合医生做好术前准备
感染	1. 寒战高热，体温高于正常 2. 急查血示白细胞计数和中性粒细胞计数高于正常值	1. 遵医嘱急查血常规、凝血功能等 2. 做好降温处理，遵医嘱使用抗生素 3. 密切观察病情变化，监测体温、尿量等变化，复查 4. 及时书写护理记录，做好交接班

链接8　肠镜后的护理和宣教

1. 肠息肉摘除术后当天禁食水，遵医嘱予静脉补液抗炎、抑酸、止血、营养药物。

2. 术后当天尽量卧床休息，少活动，10天内禁洗盆浴。

3. 禁食水期间观察有无心慌、虚汗等低血糖症状，有无便血、腹痛等出血表现，术后第2天进流汁饮食，第3天进半流或按医嘱进食。

4. 2周内避免饮酒、进食粗纤维食物如芹菜、白菜、空心菜等；避免油煎，过热的，胀气食物及刺激辛辣、强烈调味品（表16-3）。

5. 禁止剧烈运动如俯卧撑，提重物，抱小孩等至少2周。

6. 关注肠镜检查报告，对于无法在肠镜下摘除的息肉，积极配合医生做好术前准备。

7. 出院半年至一年复查肠镜。

表 16-3　**肠息肉摘除术后膳食一览表**

类型	定义	食物
流汁	极易消化、含渣很少、呈流体状态的食物	米汤、稀藕粉、菜水、清肉汤、肝汤、无渣果汁等
半流汁	介于软饭与流质之间,呈半流体状态,少量多餐的进食形式	蒸蛋羹、肉松粥、汤面、馄饨、菜泥、蛋糕、馒头、小汤包等
少渣饮食(低纤维素饮食)	宜用精细米面制作食物,选用的食物应细软、渣少、便于咀嚼和吞咽,不含纤维素多的主食、蔬菜或水果等	避免富含纤维素的食物有: 谷物粗粮类包括麦麸、玉米、糙米、燕麦、荞麦、小麦、大麦等 蔬菜类包括笋干、辣椒、芹菜、菠菜、白菜、茭白、苦瓜、南瓜、油菜、马铃薯、蕨菜、菜花等 豆类食物包括蚕豆、绿豆、豌豆、黄豆、青豆等 水果类包括山楂干、桑椹干、樱桃、酸枣、黑枣、大枣、小枣、石榴、苹果、鸭梨等 菌菇类包括松茸、发菜、木耳、香菇、紫菜等 其他:结缔组织多的动物跟腱、难咀嚼的肉类
普食	易消化无刺激性的一般食物均可采用	避免油煎、过热、胀气食物,以及刺激辛辣、强烈调味品

四、考核要点

1. 护患沟通的概念与意义。
2. 肠镜检查前肠道准备的宣教。
3. 肠息肉摘除后的并发症观察与处理。
4. 肠息肉摘除术后的宣教。

（刘　玲　石佳颖）

- - - - 参考文献 - - - -

［1］国际医学教育学会. 医学教育全球最低要求［J］. 国外医学：教育分册，2002,23(2)：1251.

［2］李小妹. 护理学导论［M］. 2 版. 长沙：湖南科学技术出版社,2009.

［3］徐燕,周兰姝. 现代护理学［M］. 2 版. 北京：人民军医出版社,2015.

［4］蔡威. 临床营养学［M］. 上海：复旦大学出版社,2012.

［5］Kurtz SM，Silverman JD，Benson J，et al. Marrying content and process in clinical method teaching：Enhancing the Calgary-Cambridge Guides ［J］. Academic Medicine，2003,78(8)：802—809.

［6］Rees CJ，Bevan R，Zimmermann-Fraedrich K，et al. Expert opinions and scientific evidence for colonoscopy key performance indicators ［J］. Gut，2016，65（12）：2045—2060.

［7］Chan AO，Lee LN，Chan AC，et al. Predictive factors for colonoscopy complication ［J］. Hong Kong Med J，2015,21(1)：23—29.

［8］冯佳,俞申妹. 流程化沟通方式在提高护理服务质量中的作用［J］. 中华护理杂志,2013,48(8)：696—698.